Angela Alex
Vijay Venkatesh

Avanços recentes em sistemas matriciais

Angela Alex
Vijay Venkatesh

Avanços recentes em sistemas matriciais

ScienciaScripts

This book is a translation from the original published under ISBN 978-620-8-11753-5.

Publisher:
Sciencia Scripts
is a trademark of
Dodo Books Indian Ocean Ltd. and OmniScriptum S.R.L publishing group

120 High Road, East Finchley, London, N2 9ED, United Kingdom
Str. Armeneasca 28/1, office 1, Chisinau MD-2012, Republic of Moldova, Europe
Printed at: see last page
ISBN: 978-620-8-22895-8

AVANÇOS RECENTES EM SISTEMAS MATRICIAIS

AUTORES:
DR.ANGELA SUSAN ALEX
DR.VIJAY VENKATESH

Índice

INTRODUÇÃO

O dente é um órgão vivo e dinâmico que se modifica constantemente devido às forças da mastigação e da fonética. Consequentemente, o restabelecimento da forma e função ideais influencia diretamente a proteção e estimulação do aparelho periodontal. A visualização da estrutura dentária remanescente e o conhecimento adequado da anatomia dentária exacta são essenciais para a reabilitação funcional. A presença de contactos e contornos adequados é essencial para manter a harmonia oclusal, a saúde periodontal e a estética numa restauração proximal.

Os dentes têm quatro funções principais:

(1) Mastigação

(2) Estética

(3) Discurso

(4) Proteção dos tecidos de suporte.

A forma normal dos dentes e o alinhamento correto garantem a eficiência na incisão e redução dos alimentos, com as várias classes de dentes - incisivos, caninos, pré-molares e molares - a desempenharem funções específicas no processo mastigatório. Na estética, a forma e o alinhamento dos dentes anteriores são importantes para a aparência física de uma pessoa. A forma e o alinhamento dos dentes anteriores e posteriores ajudam na articulação de certos sons que podem ter um efeito significativo na fala. Finalmente, a forma e o alinhamento dos dentes ajudam a sustentar os dentes nas arcadas dentárias, ajudando no desenvolvimento e proteção dos tecidos gengivais e do osso alveolar que os suportam.

O contacto proximal, também conhecido como área de contacto, refere-se à área onde as superfícies proximais de dentes adjacentes se tocam. Encontra-se normalmente no terço médio superior das coroas da maioria dos dentes, por baixo das cristas marginais e em ambas as extremidades proximais do equador do dente. Quando o contacto é demasiado frouxo ou aberto, pode levar à impactação de alimentos, à formação de bolsas periodontais e ao desenvolvimento de cáries proximais. Por outro lado, um contacto proximal excessivamente apertado dificulta a passagem do fio dentário através da área de contacto, levando a danos periodontais.

Um contacto e um contorno ideais

- Melhora a longevidade das restaurações proximais

- Mantém a relação mesiodistal normal dos dentes na arcada dentária.

- Evita a impactação de alimentos

- Preserva a função periodontal

Tradicionalmente, as bandas de matriz metálica rectas e redondas eram utilizadas para restaurações de amálgama. Embora fossem adequadas para restaurações de amálgama de Classe II, a sua utilização para restaurações de compósito de Classe II resultou em inúmeros problemas. O contorno da restauração é elevado na proximidade do ângulo da linha ocluso-proximal, e estas bandas de matriz oferecem contactos ocluso-gengivais finos. Consequentemente, a área de contacto perde-se rapidamente quando a área do rebordo marginal é alisada. Na restauração, uma banda de matriz reta cria um rebordo marginal mais pequeno e mais propenso a fracturas. Por conseguinte, foram introduzidos no mercado sistemas de matriz mais recentes que ajudam a obter o contacto e o contorno corretos para as restaurações de compósito.

HISTÓRIA

No início do século XIX, o tratamento dentário restaurador envolvia a escavação de uma lesão cariosa seguida do preenchimento da cavidade com um material (amálgama ou ouro), ignorando principalmente a estrutura anatómica. Mais tarde, no século XIX, foi reconhecida a importância do contorno e contacto corretos de um dente afetado, e a restauração de todas as superfícies dentárias, incluindo as paredes proximais, foi considerada necessária. [3][Foi reconhecido um novo conceito, a medicina dentária operatória, parcialmente baseado na nova teoria da cárie dentária e na localização das lesões proximais. Esta progressão de circunstâncias forjou o conceito de forma e função, incluindo o contorno correto das superfícies proximais. As restaurações contornadas permitiram a criação de superfícies de contacto normais, facilitando assim um complexo dente-periodontal saudável. Ao restaurar cavidades proximais onde apenas uma superfície está perdida, a banda de matriz circunferencial tem de passar pelo ponto de contacto intacto no outro lado do dente. Isto resultará no deslocamento do dente, reduzindo assim as hipóteses de obter uma área de contacto entre a restauração e o dente adjacente. O contacto proximal menos que ótimo com os sistemas de matriz circunferencial pode ser atribuído ao movimento insuficiente dos dentes adjacentes devido à colocação da cunha.

Para atingir os objectivos apresentados por estes novos paradigmas de restauração dentária, foram propostos 3 avanços técnicos distintos:

1. A criação de uma matriz ou banda de separação.

Isto proporciona a separação dos dentes e estabiliza a matriz coronalmente, favorecendo a formação de uma área de contacto.

2. O desenvolvimento de separadores mecânicos para a separação gradual dos dentes.

3. A colocação de dispositivos de cunha fabricados a partir de vários materiais para uma separação rápida.

Com estes componentes instalados, a prática da medicina dentária operatória moderna utilizando materiais de obturação diretamente colocados foi implementada com sucesso. A recriação da forma e função natural do dente foi finalmente conseguida.

ANATOMIA DO DENTE

Contornos: As superfícies facial e lingual possuem um certo grau de convexidade que proporciona proteção e estimulação dos tecidos de suporte durante a mastigação. Esta convexidade está geralmente localizada no terço cervical da coroa nas superfícies faciais de todos os dentes e nas superfícies linguais dos incisivos e caninos. As superfícies linguais dos dentes posteriores têm geralmente a sua altura de contorno no terço médio da coroa.

A altura proximal do contorno serve para fornecer:

(1) Contacto com as superfícies proximais dos dentes adjacentes, o que evita a impactação de alimentos.

(2) Espaço adequado para a embrasura gingivalmente.

Área de Contacto Proximal: A área de contacto proximal designa a área da altura proximal do contorno da superfície mesial ou distal de um dente que toca (contacta) o dente adjacente na mesma arcada. Quando os dentes irrompem para fazer contacto proximal com dentes previamente irrompidos, existe inicialmente um ponto de contacto. O ponto de contacto torna-se uma área devido ao desgaste de uma superfície proximal contra outra durante o movimento fisiológico do dente.

A localização da área de contacto proximal é normulmente

- Anteriores da maxila e da mandíbula - O terço incisal está posicionado ligeiramente para a frente[2].

- Posteriores do maxilar e da mandíbula - Perto da junção dos terços oclusal e médio ou no terço médio.

Embrasures

Os embrasures são espaços em forma de V que se originam nas áreas de contacto proximal entre dentes adjacentes e são designados pela direção em que irradiam.

Estas aberturas são (1) faciais, (2) linguais, (3) incisais ou oclusais e (4) gengivais

Uma forma anatómica correta torna os dentes mais autolimpantes devido aos contornos suavemente arredondados que estão mais expostos à ação de limpeza dos alimentos e fluidos e ao movimento de fricção da língua, lábios e bochechas. A falta de compreensão e de adesão à forma anatómica correta pode contribuir para o colapso do sistema restaurado.

BANDAS DE MATRIZ

O principal objetivo de uma matriz (banda) tem sido compensar as paredes em falta e manter o material de preenchimento contido. Em medicina dentária, a reconstrução da anatomia da superfície proximal tem sido frequentemente realizada utilizando algum tipo de matriz. A matriz é definida como "Aquilo que inclui e dá forma a tudo". Com o objetivo final de recriar a forma normal do dente e a posição de contacto interproximal, uma banda de matriz dentária é definida como "uma peça de metal, ou outro material, adequadamente formada, colocada para suportar e dar forma à restauração durante a colocação e o endurecimento do material de restauração". No passado, o dente danificado era circunferencialmente rodeado por bandas de matriz, que eram feitas de peças finas, flexíveis e planas de metal.

PARTES DO SISTEMA MATRICIAL

A matriz é constituída por duas partes:

• Banda que é uma peça de metal, celuloide ou material polimérico.

Este é utilizado para suportar e dar forma ao material de restauração durante a sua introdução e endurecimento.

• O retentor é um dispositivo através do qual a banda pode ser mantida na sua posição e forma designadas.

Pode ser um dispositivo mecânico, um fio, fio dentário ou um composto.

CLASSIFICAÇÃO DAS MATRIZES

Com base no tipo de banda e na abordagem de aplicação, os sistemas matriciais podem ser divididos em diferentes categorias.

1. Com base no modo de retenção

    a. Com retentor, p. ex. Tofflemire .

    b. Sem retentor, por exemplo, Automatrix

2. Com base no tipo de banda

   a.   Matrizes metálicas não transparentes

   b. Matrizes transparentes não metálicas

3. Com base no tipo de cavidade para a qual é utilizado

i. Matriz para preparação de cavidades de classe 1

   a. Tofflemire com duas bandas (matriz de Barton)

ii. Matrizes para preparação de cavidades de classe II

   a. Matriz Tofflemire de banda única

   b. Matriz seccional suportada por material rígido

   c. Matriz de marfim n.º 1

   d. Matriz de marfim n.º 8

   e. Matriz de banda de cobre

   f. Matriz anatómica

   g. Automatrix

iii. Matrizes para cavidades de classe III

   a. Matriz de fita Mylar

   b. Matriz em forma de S

iv. Matrizes para cavidades de classe IV

   a. Matriz lingual personalizada

   b. Matriz de fita Mylar

   c. Matriz transparente em forma de coroa

   d. Matriz de banda em forma de S modificada

v. Matrizes para cavidades de classe V

   a. Matriz de janela

   b. Matriz cervical

BANDA DE MATRIZ TOFFLEMIRE

A matriz e o retentor Tofflemire, ou Universal, (Teledyne Getz, Elk Grove, IL 60007, EUA) foram concebidos de modo a que a banda pudesse ser facilmente removida do retentor de parafuso. Tornou-se a matriz mais popular para a restauração de cavidades de classe II. A banda é feita de aço inoxidável ou aço carbono, com uma espessura de 38-76 um (0.0015 0.003 in), e é arqueada. Pode ser pré-contornada com um alicate de contorno e polida após a colocação da matriz. Além disso, pode ser cravado e estabilizado com um composto.

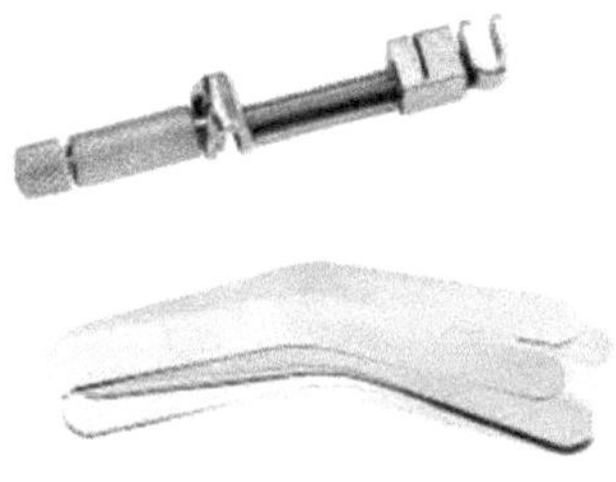

MATRIZ DE MARFIM N.º 1

A banda circunda uma superfície proximal posterior, pelo que está indicada em cavidades unilaterais de Classe II. A banda é fixada ao retentor através de uma projeção em forma de cunha que se encaixa no dente nas bordas da superfície não preparada.

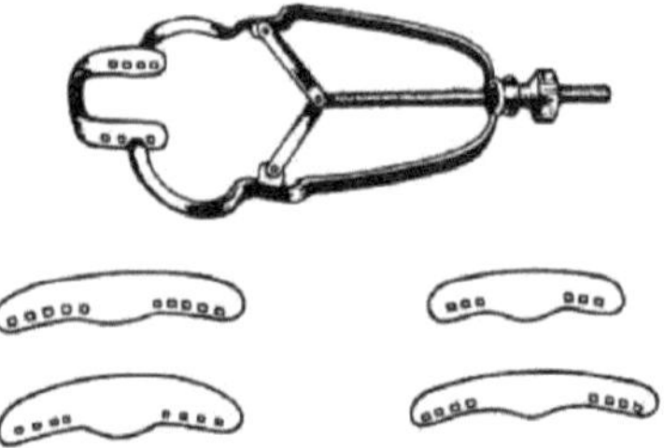

MATRIZ DE MARFIM N.º 8

A banda circunda toda a coroa do dente, pelo que é indicada para cáries bilaterais de Classe II. Ambas as matrizes de marfim são remanescentes de técnicas antigas, pelo que as suas instruções de funcionamento não são aqui apresentadas. São indicadas para a Classe II. Desenhos 1, 2 e 3.

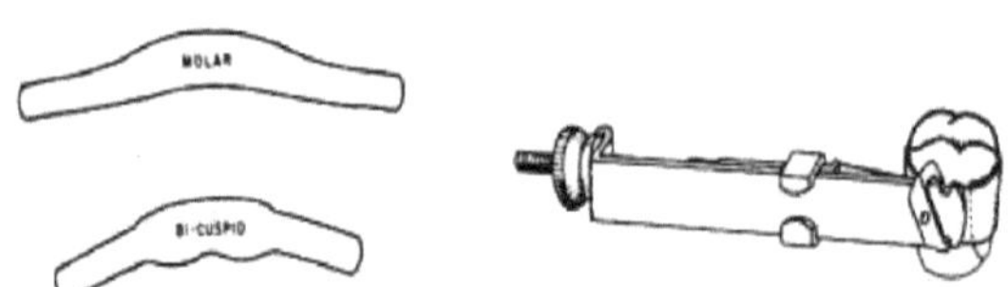

FAIXAS DE COBRE

As bandas de cobre de vários tamanhos são excelentes matrizes. Estas têm uma forma cilíndrica e podem ser selecionadas de acordo com o diâmetro do dente a ser restaurado. A banda é amolecida por aquecimento em chama e arrefecimento em água.

Indicado para dentes muito degradados, especialmente os que receberam restaurações de amálgama e para situações complexas como cavidades de Classe II com grande extensão vestibular ou lingual.

Proporciona um excelente contorno, mas consome muito tempo.

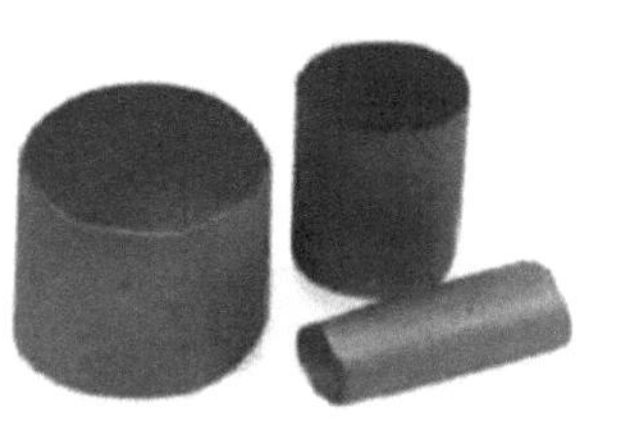

AUTOMATRIX

O Automatrix (LD Caulk Co., Milford, DE 19963, EUA). Introduzido em 1973, consiste numa banda enrolada, com 0,0015-0,002 in (38- 51 um) de espessura, de vários tamanhos e um autobloqueio, que fixa a banda. A banda enrolada é colocada com um alicate universitário e apertada à volta do dente com o instrumento Automate II. Após a utilização, o autobloqueio é removido com pinças blindadas, que libertam a banda enrolada para remoção. O automatrix é indicado para restaurações posteriores de grandes dimensões e para restaurações com uma ou mais cúspides que necessitem de substituição. As vantagens da Automatrix incluem a facilidade de manipulação, a conveniência e a melhoria do acesso e da visibilidade. Como os componentes da matriz causam menos interferência, podem ser colocadas várias Automatrices no mesmo quadrante. Embora a adaptação cervical e o contorno interproximal sejam considerados adequados por alguns, outros criticaram a Automatrix devido ao seu custo, à necessidade de acessórios e à dificuldade de contornar a banda. Para material de resina fotopolimerizável, foi introduzido o automatrix Translite. Consiste numa banda pré-contornada de plástico transparente e não tem retentor.

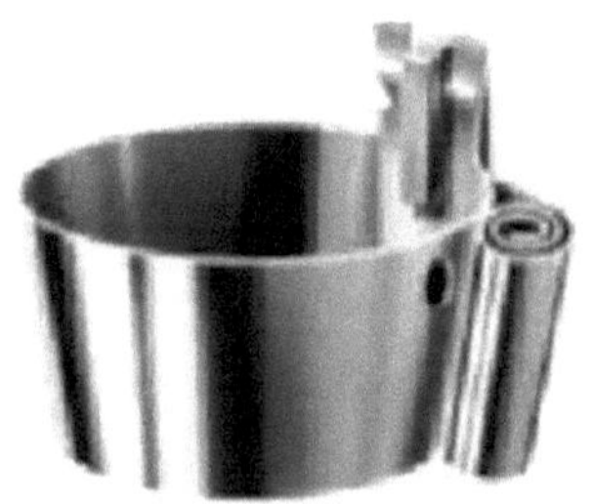

MATRIZES TRANSPARENTES EM FORMA DE COROA

É uma forma de coroa de plástico transparente disponível no mercado. Está disponível em vários tamanhos e contornos para dentes anteriores. É possível selecionar uma forma de coroa adequada para o dente preparado e aparar 1 mm para além das margens preparadas. A área de contacto na forma de coroa é desbastada com um disco abrasivo para que, uma vez removida a matriz, a restauração entre em contacto com o dente adjacente. A maior parte da resina composta é colocada na forma de coroa. Esta é então posicionada sobre o dente e é efectuada uma polimerização ligeira. Após a polimerização, a forma da coroa pode ser cortada com uma broca e removida.

INDICAÇÕES para cavidades grandes de classe 1V, para fracturas oblíquas do dente anterior

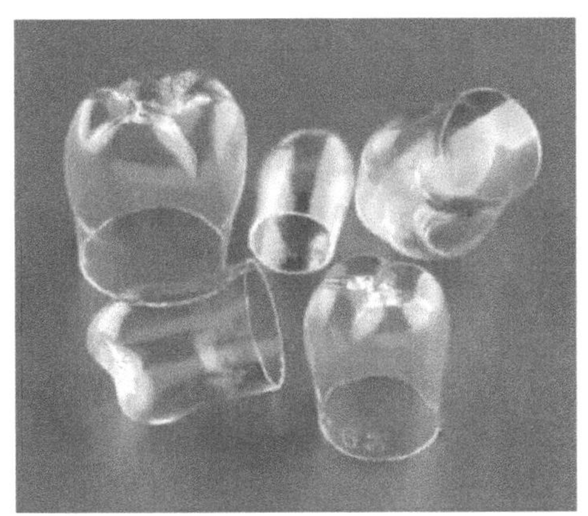

Palodent plus

O Palodent Plus é um sistema de matriz seccional que assegura contactos e contornos precisos para cada caso, bem como resultados consistentes, mesmo após restaurações difíceis com cavidades largas e cúspides em falta.

- Separados por anéis de retenção em níquel-titânio excecionalmente estáveis

- Replicar os contornos naturais com bandas de matriz de forma anatómica

- Isolar com cunhas adaptáveis e auto-guiadas

Garante contactos previsíveis e apertados com um sistema complementar de componentes que se adaptam ao dente. As restaurações são anatomicamente corretas para reduzir a fratura e as armadilhas alimentares. Duplica a anatomia natural com bandas de matriz pré-contornadas que têm uma crista marginal pronunciada. A sua curvatura natural favorece a saúde oral. O desenho ondulado flexível das cunhas Palodent Plus forma e empilha-se para um ajuste perfeito. As cunhas são construídas para uma excelente vedação na margem gengival. Também evita a entrada de contaminantes no campo de trabalho. As cunhas empilháveis selam a base da restauração para criar um encaixe perfeito.

O sistema Palodent Plus tem um protetor de cunha, anéis de retenção, bandas de matriz, cunhas, pinças de pinos, fórceps.

- a. Proteção da cunha

    -Protege o dente adjacente de danos iatrogénicos e facilita o corte de preparações para cavidades.

    -Facilita o corte de preparações para cavidades de forma mais rápida e fácil, protegendo o dente adjacente de danos causados pela broca.

    -Preparar cavidades, facetas e coroas de Classe II e III significativamente mais rápido com um WedgeGuard, uma vez que o potencial para danificar o dente vizinho é reduzido

    O protetor destaca-se após a preparação, deixando a cunha no lugar com confiança

-O protetor de cunha transforma-se numa cunha com um simples passo

-Disponível em 3 tamanhos

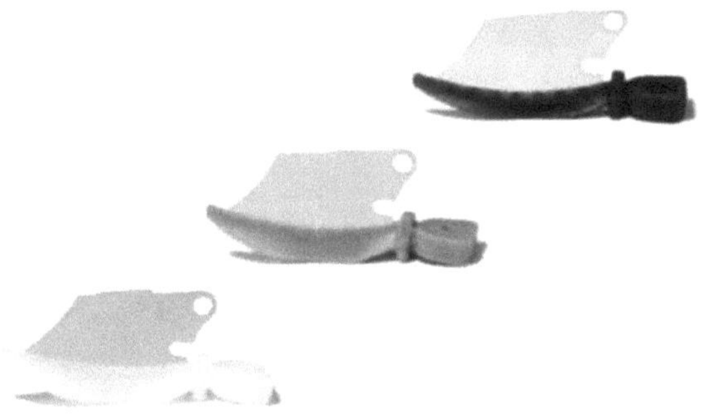

b. Anéis de retenção

-Feito de Ni-Ti forte para uma excelente resistência e memória da mola.

-Cria uma separação sem o trauma de uma separação por cunha direta

-Os dentes em forma de V acomodam a cunha e evitam que os anéis de matriz se desmoronem em preparações largas

-Um perfil plano proporciona um melhor acesso para uma colocação óptima da luz de cura

-Podem ser empilhadas para múltiplas restaurações

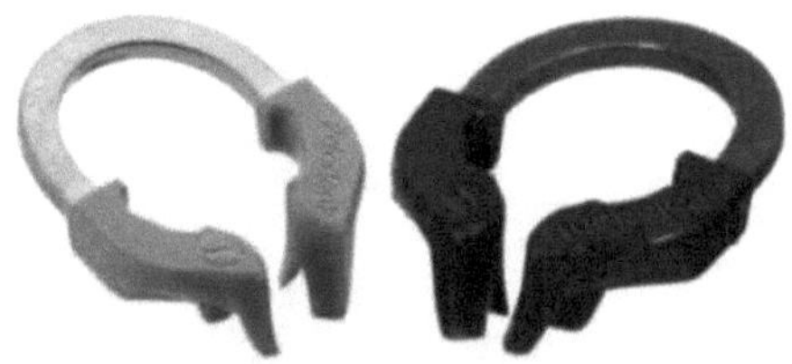

c. Bandas de matriz

Concebido anatomicamente para criar uma forma natural.

- Orifício para pinça para fácil colocação e remoção

-Aba superior para uma inserção fácil e aba lateral para uma remoção fácil

-As bandas matriciais EZCoat têm

- o um revestimento antirreflexo e antiaderente para melhorar a visibilidade e a profundidade de campo

- o Maior curvatura e crista marginal pronunciada para uma anatomia de aspeto natural

-Disponível em 5 tamanhos, incluindo uma matriz de 6,5 mm e 7,5 mm, ambas com um avental gengival para preparações mais profundas não cobertas por uma matriz padrão.

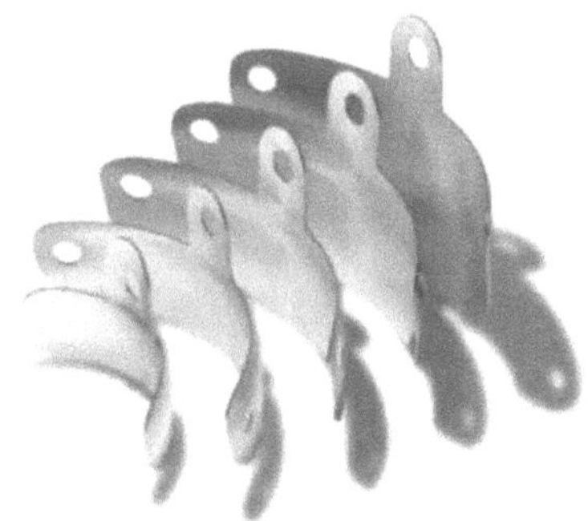

d. Cunhas

Concebida para selar firmemente sem causar traumas na gengiva.

-Proporcionar um isolamento eficaz e reduzir o potencial de trauma

As asas em forma de onda comprimem-se na entrada e alargam-se na saída para uma colocação fácil e um verdadeiro ajuste e vedação

-Podem ser empilhadas de ambos os lados para maior altura e vedação

-Orifício de pinça para colocação e remoção fáceis

-Disponível em 3 tamanhos

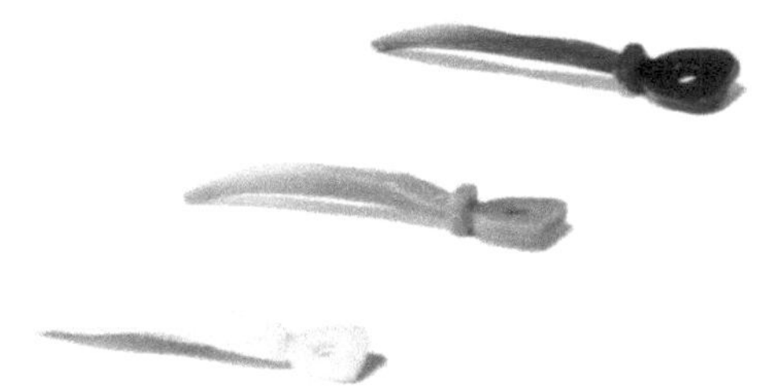

e. Pinças

-Construção elegante que coloca e retira de forma segura os instrumentos compatíveis.

-O pino na ponta agarra positivamente o orifício da Plus Tab-Matrix e da Palodent Plus Wedge para controlo

-Built in burnisher para maior comodidade e rapidez.

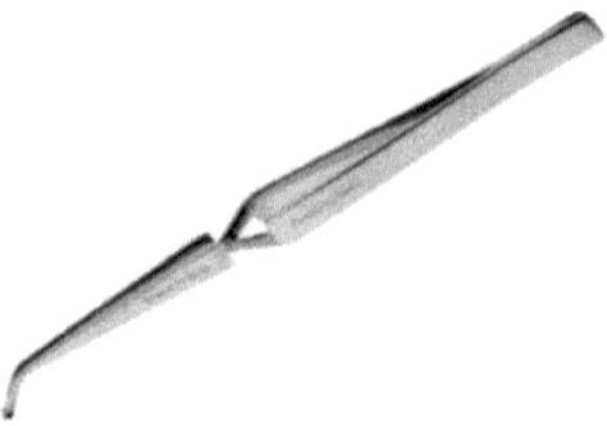

f. Fórceps

-Concebida para colocar e remover os anéis de retenção Palodent, tanto a nível mesial como distal

-Possui dois dentes moldados para maior estabilidade e uma corrediça de bloqueio para uma utilização segura

-Pegando o anel com firmeza em todos os momentos, graças ao design do pino e à sua compatibilidade com o anel Palodent Plus.

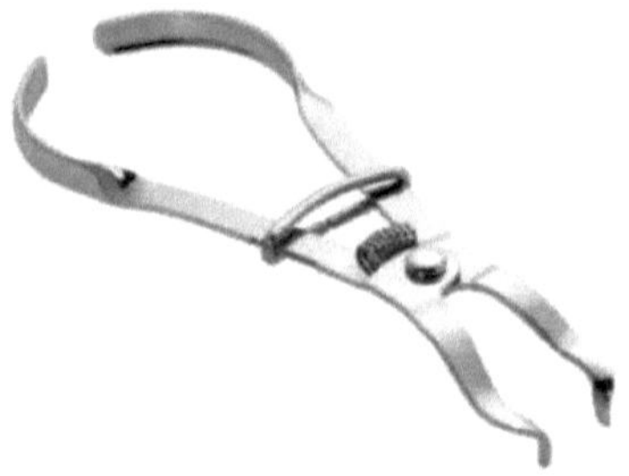

TÉCNICA DE COLOCAÇÃO DO SISTEMA DE MATRIZ PALODENT

Colocar o anel Palodent Plus para criar separação enquanto espera pelo início da anestesia.

Coloque o protetor de cunha adjacente à superfície de corte e prepare o dente com uma broca de carboneto preferida para remover cáries/restaurações existentes.

Limpar o esmalte e a dentina recém-instrumentados com água pulverizada e depois secar ao ar. Não dessecar a dentina.

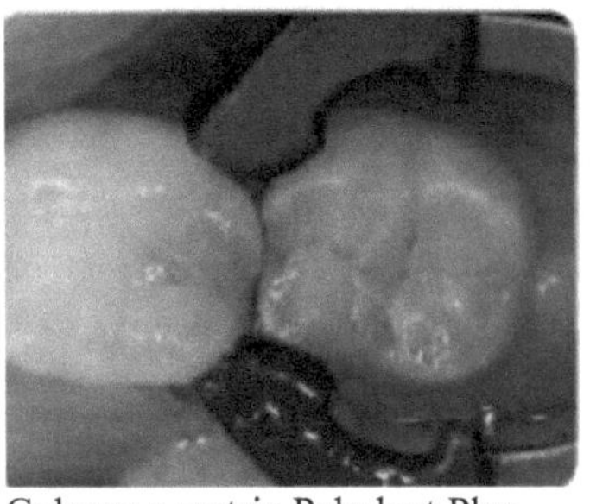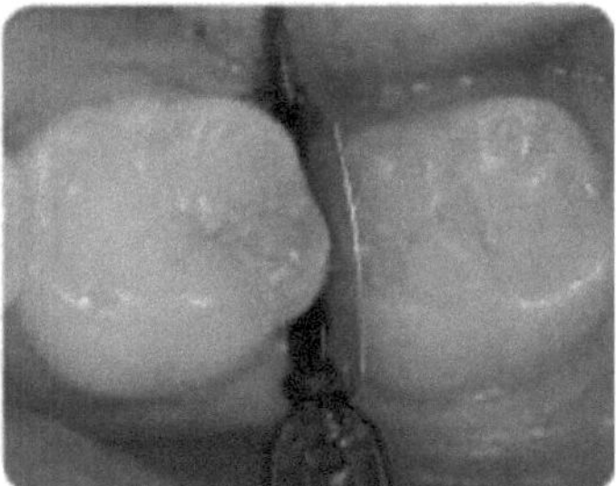

Colocar a matriz Palodent Plus

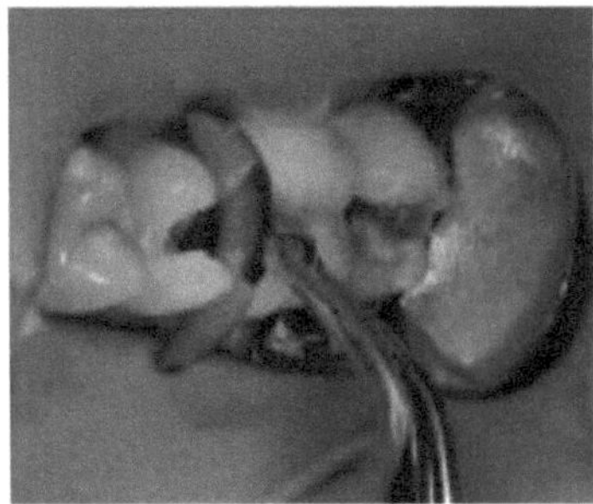

Feche a margem gengival colocando uma cunha Palodent Plus com contornos. (Se necessário, pode ser colocada uma segunda cunha por baixo da primeira para assegurar uma margem gengival apertada).

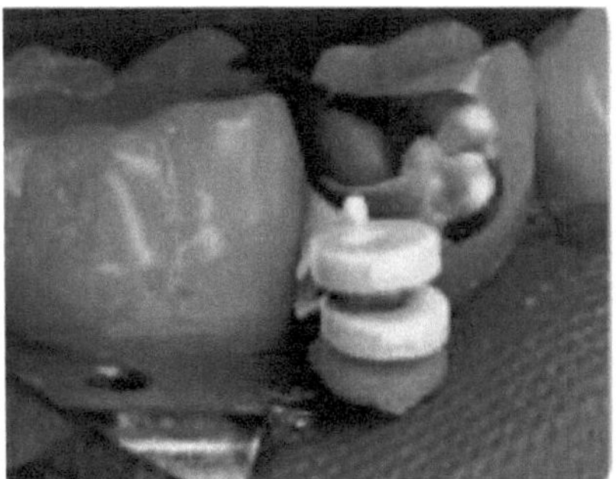

Recoloque o anel de retenção do Palodent Plus no plano proximal, encaixando a matriz e a cunha, estabilizando-a assim contra a estrutura dentária. As forquilhas do dente devem estar assentes sobre a cunha.

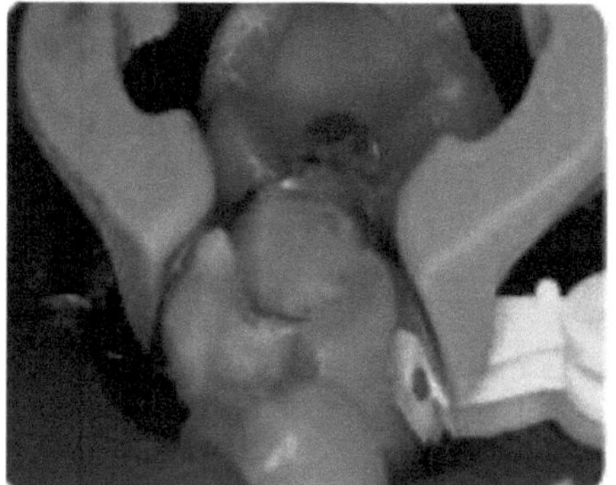

Lixar ligeiramente a matriz contra o dente adjacente, tanto por vestibular como por lingual, para a adaptar ainda mais para formar o contorno correto.

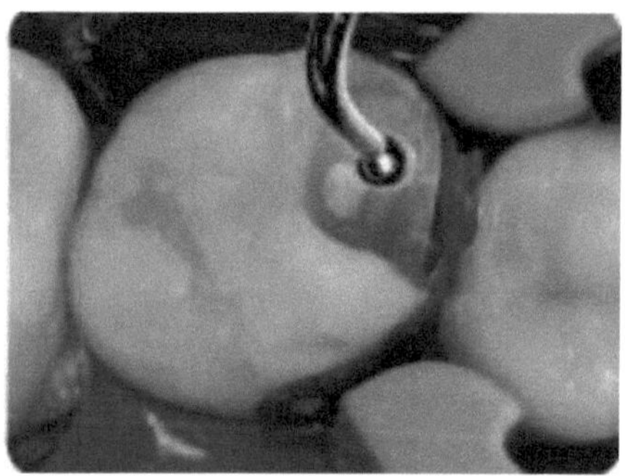

<u>TÉCNICA PARA RESTAURAÇÕES BACK-TO-BACK</u>

Ao restaurar MO/DO back-to-back, podem ser colocadas duas matrizes no espaço interproximal. Em seguida, coloque o anel para fixar as matrizes contra as respectivas áreas de restauração e, finalmente, deslize a cunha no "v" das pontas do anel para selar a margem gengival.

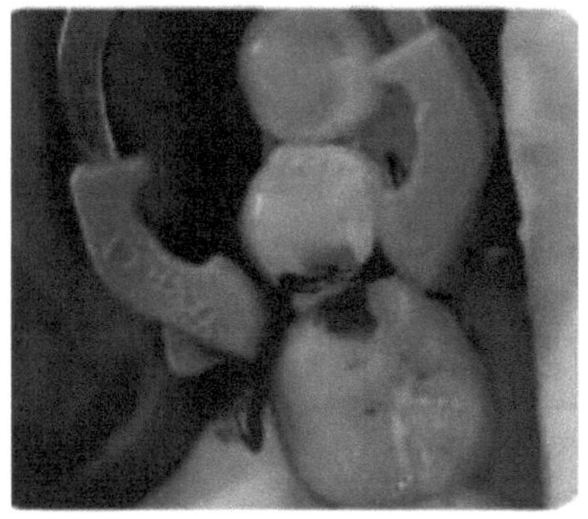

Ao restaurar uma preparação MOD, podem ser colocados dois anéis virados para direcções opostas - um mesialmente e outro distalmente, ou ambos apontando na mesma direção - normalmente mesialmente, um sobre o outro e colocando a matriz e o anel.

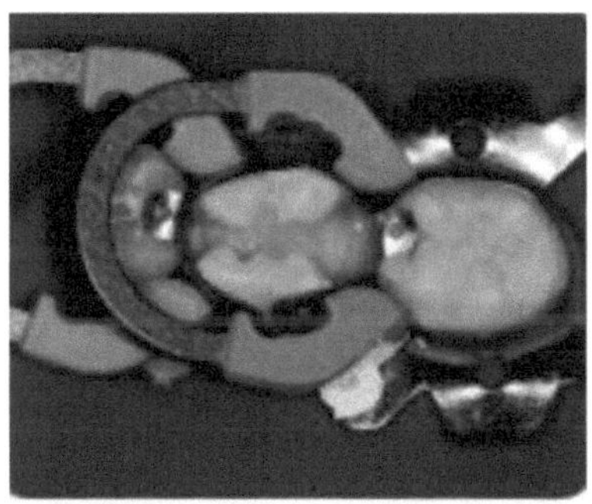

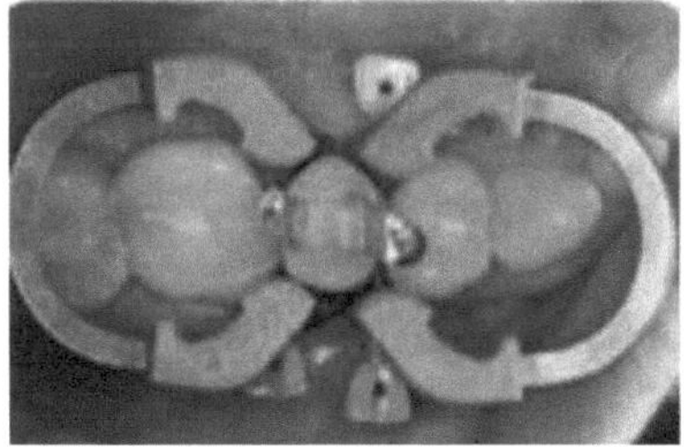

Palodent V3 Sectional Matrix System vs. Garrison Dental Solutions Composi-Tight® 3D Fusion

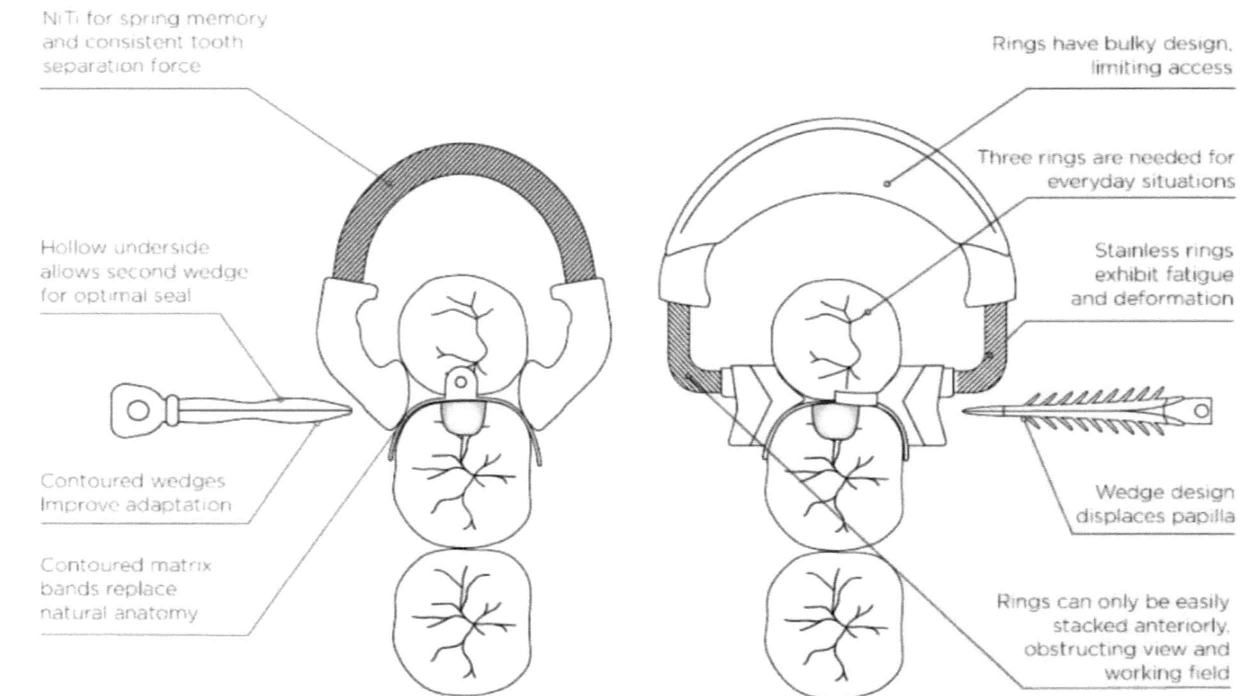

<u>CONCLUSÃO</u>

A utilização de um sistema de matriz seccional com sistema de cunha integrado, como o Palodent

Plus permitiu um procedimento sem precedentes que envolveu a restauração de duas restaurações de classe II em simultâneo, utilizando o mesmo anel e a mesma cunha para ambas as preparações. Além disso, o Sistema de Matriz Seccional Palodent Plus permitiu um contorno natural das bandas, um melhor controlo dos pontos de contacto e minimizou o acabamento e o polimento.

Bandas da matriz CONVEXI-T

A utilização de bandas de matriz regulares para restaurar restaurações interproximais é sempre difícil porque a maioria das bandas de matriz são planas ocluso-gengivalmente. Mesmo quando o contacto é polido, a banda de matriz raramente mantém a sua forma. Isto leva a contornos interproximais planos, onde o ponto de contacto é translocado para oclusal alto. Este contacto é frequentemente quebrado quando se cria uma forma de embrasure oclusal, ou quebra prematuramente sob forças oclusais normais. As bandas de matriz ConveXi-T são pré-contornadas por vestibular/lingual e oclusal/gengival.

Estão disponíveis em duas opções:

1. As bandas originais da matriz ConveXi-T têm uma espessura de 0,025 mm.

2. As novas bandas de matriz ConveXi-T s2 (aço inoxidável) são ligeiramente mais rígidas, com 0,030 mm de espessura.

Isto facilita a colocação quando as preparações são apertadas.

Ambos os tipos de bandas estão disponíveis em larguras de 5,5 mm e 6,3 mm.

Proporciona um contacto mais apertado e com contornos mais naturais com restaurações de Classe II. Além disso, facilita a criação dos contornos interproximais necessários para recriar as áreas de contacto e a anatomia convexa natural da área interproximal.

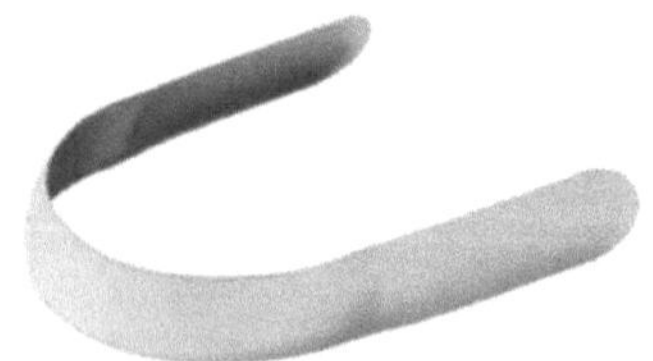

<u>Técnica de colocação da banda Convexi-T</u>

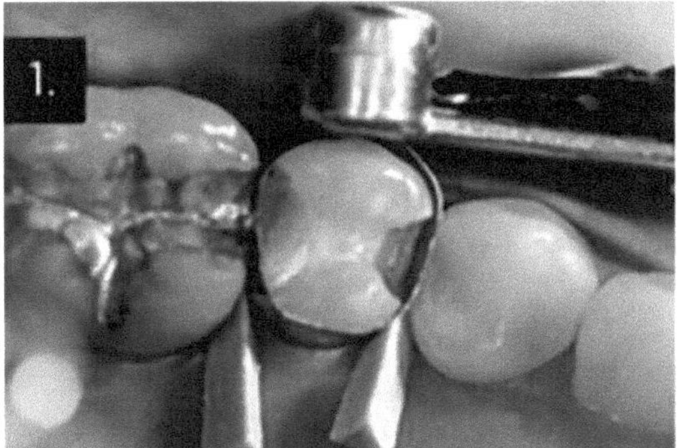

Faixa Convexi-T de 6,3 mm aplicada, mostrando as formas de contacto e convexa.

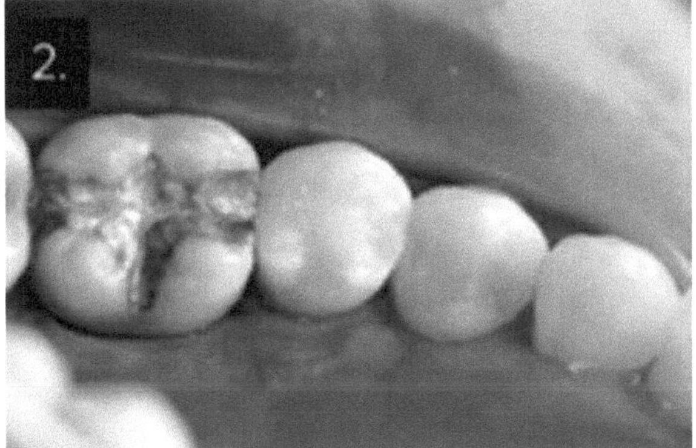

Restauração de compósito MOD no dente #29 com contacto e forma de contorno ideais.

CONCLUSÃO

As bandas de matriz ConveXi-T são, portanto, úteis quando existem contactos interproximais apertados

São úteis porque são pré-contornadas e dão um aspeto contornado em vez de plano ao restaurar cavidades de Classe II.

SISTEMA DE MATRIZ BIOCLEAR

Os sistemas de matriz da Bioclear proporcionam uma melhoria significativa em relação à medicina dentária convencional com G.V. Black. A Bioclear foi fundada em 2007 pelo dentista e inventor Dr. David Clark com a visão de criar uma abordagem moderna e centrada no paciente para a dentisteria de restauração. O Método Bioclear é uma técnica de ponta para restaurações de compósito anteriores e posteriores não invasivas, incluindo uma abordagem inovadora aos fechos de triângulo preto. Utilizando a ciência moderna dos materiais e os princípios de engenharia estrutural, a Bioclear ajuda os profissionais de medicina dentária a obter sorrisos saudáveis, funcionais e esteticamente agradáveis. Os pacientes beneficiam de um procedimento minimamente invasivo com o Método e Produtos Bioclear, que produz restaurações de compósito que são duradouras e esteticamente bonitas.

1. Matrizes Bioclear para dentes anteriores:

a. **As matrizes Bioclear Original Anterior** permitem uma abordagem moderna à dentisteria com compósito. Têm menos curvatura do que as matrizes Diastema Closure e são utilizadas na dentisteria de restauração quotidiana, bem como em tratamentos estéticos onde é necessário preencher pequenos espaços. A forma anatómica da Bioclear Matrix permite uma restauração previsível ou a alteração do perfil de emergência de um dente. Ao fechar pequenos espaços com um contacto total, a matriz é facilmente utilizada sem cunhas. Quando colocada no sulco, a matriz é estabilizada e marginalmente selada pela papila. As matrizes de formato anatómico da Bioclear permitem a injeção/colocação de compósito no espaço sem receio de deixar uma margem saliente.

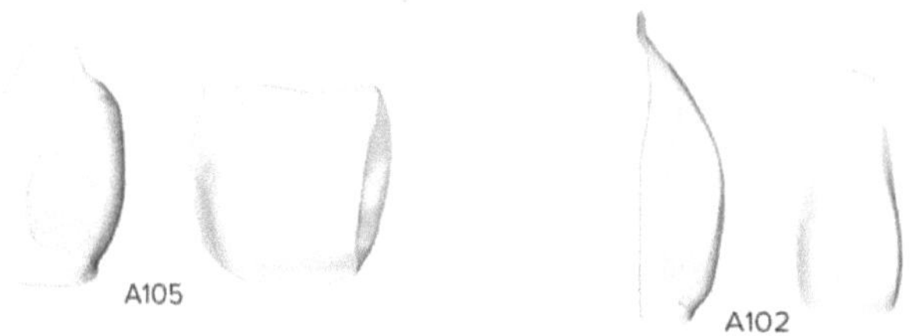

b. As matrizes anteriores Bioclear HD permitem uma abordagem moderna à dentisteria com compósito, em que o compósito é aplicado à volta do dente e não no dente[15,16].

Isto inclui

- restauração previsível ou alteração do perfil de emergência de um dente
- uma forma que permita a injeção/colocação de material compósito no orifício sem receio de deixar uma margem saliente
- um acabamento mylar que deixa o compósito interproximal liso, com contornos adequados e com tecidos moles mais saudáveis devido a um menor crescimento de biofilme
- uma forma que cria uma estabilização firme e um selamento marginal completo quando assente no sulco.

As aplicações incluem simples classes Ill, dentes fracturados e até reconstruções complexas de toda a dentição, incluindo bordos incisais, ortopedia instantânea menor, triângulos pretos e fecho de diastemas.

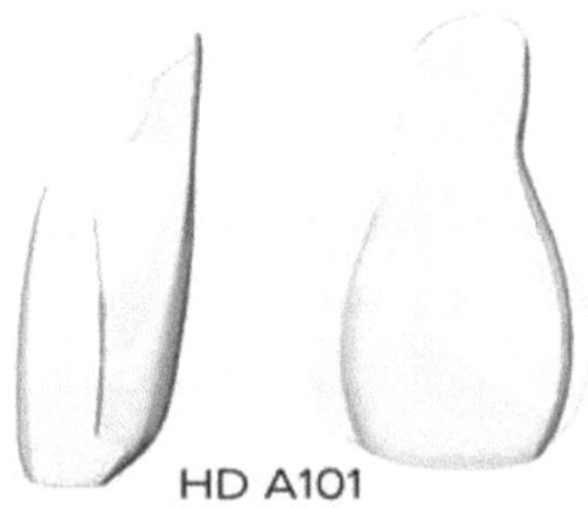

2. Matrizes biocleares para o fecho do triângulo negro

Black Triangle System, um novo sistema de matrizes que permite o encerramento do triângulo negro até 40% mais rápido do que com as matrizes Bioclear originais. As matrizes Black Triangle são concebidas à medida para o tratamento do triângulo negro e não necessitam de ser aparadas antes de serem colocadas. Um calibre e matrizes com código de cores tornam simples e previsível a escolha da curvatura correta para o fecho do rebordo gengival.

A curvatura é indicada por cores na parte superior da matriz e corresponde a um calibre que, quando inserido no triângulo preto, indica qual a curvatura a utilizar. As matrizes estão disponíveis em dois tamanhos (incisivo grande e incisivo pequeno) e quatro curvaturas, o que permite tratar todo o sextante anterior, de canino a canino, e as arcadas superior e inferior com resultados esteticamente agradáveis.

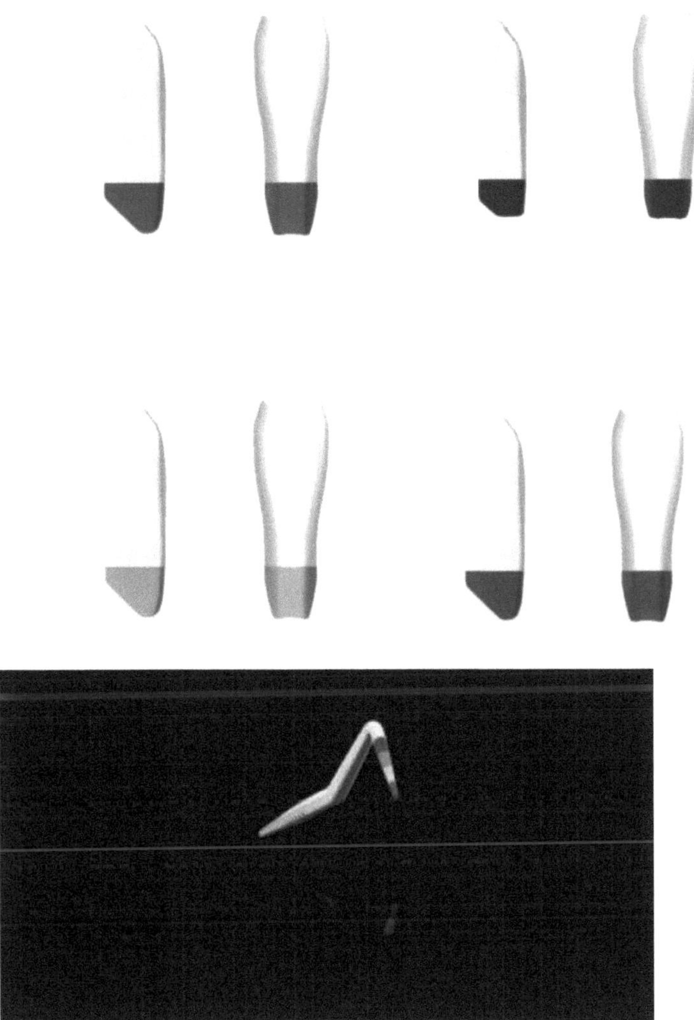

2. Matrizes biocleares para o encerramento de diastemas

As matrizes Diastema Closure destinam-se à criação de perfis de emergência novos e exagerados, ao fecho de diastemas superiores a 1 mm e a triângulos pretos grandes. As matrizes Diastema Closure têm mais curvatura do que as matrizes

Anterior. A combinação da regeneração da papila com o encerramento do espaço é a chave para um encerramento ótimo do diastema.

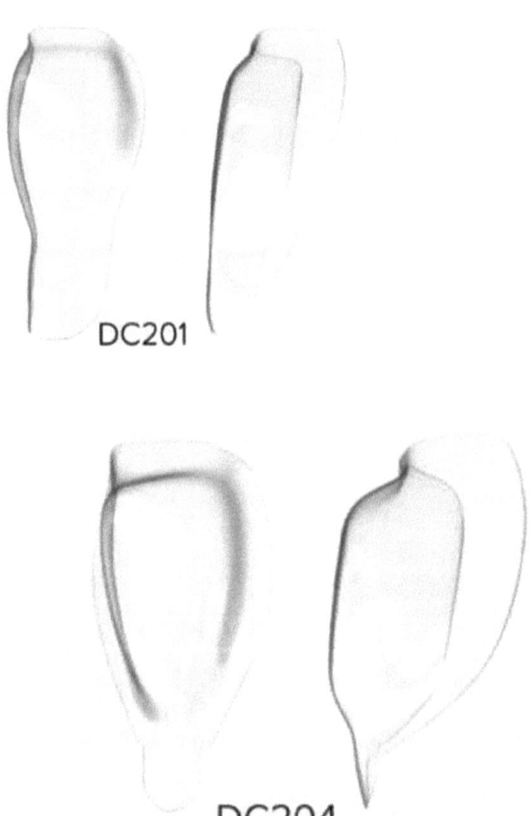

4. Série de matrizes posteriores Bioclear evolve

Seguindo o legado da Série de Matrizes Biofit HD, as Matrizes Evolve têm os mesmos benefícios e caraterísticas adicionais para casos posteriores.

As novas caraterísticas da série Bioclear Evolve Matrix incluem:

- quatro formas de perfil de emergência codificadas por cores no separador

- alturas da matriz impressas na matriz para uma identificação rápida

- patilhas de libertação rápida extra-abertas nas superfícies vestibular e lingual que são mais fáceis de encontrar e utilizar

- uma grande variedade de tamanhos (alturas) disponíveis (o molar azul está disponível em 5, 6, 7, 8 e 9 mm, o molar laranja está disponível em 6, 7 e 9 mm, o molar cor-de-rosa está disponível em 6, 7 e 9 mm e o pré-molar preto está disponível em 5, 6, 7, 8 e 10 mm)

PROPRIEDADES

1. MAIS LARGO

Anatomicamente pré-moldado em três larguras para se adaptar a mais dentes e exigir menos moldagem e contorno manuais.

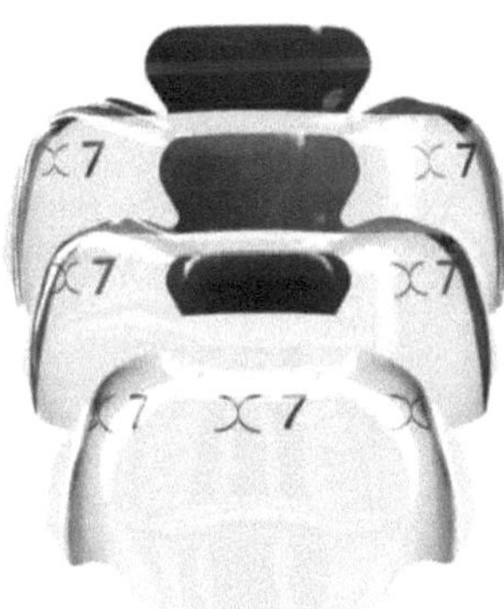

2.   MAIS PROFUNDO

Extensões mais profundas significam assentos mais profundos para resultados mais consistentes.

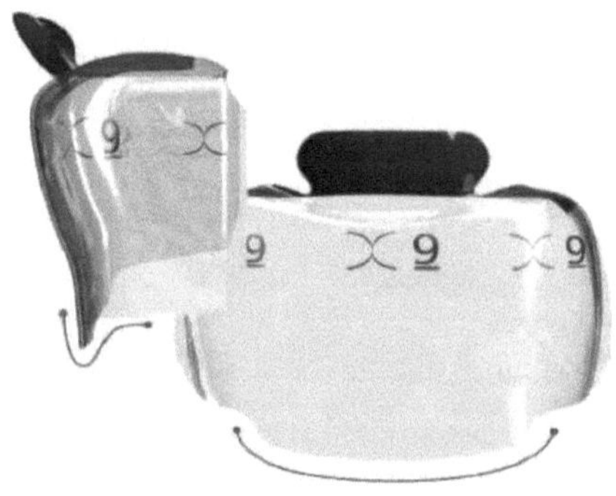

3.   MAIS FÁCIL

Selecionar o tamanho e a forma corretos na primeira vez é mais fácil. Separadores codificados por cores, números de tamanho claramente visíveis e o Indicador de Altura da Matriz Evolve, tornam as matrizes Evolve fáceis de distinguir e fáceis de selecionar.

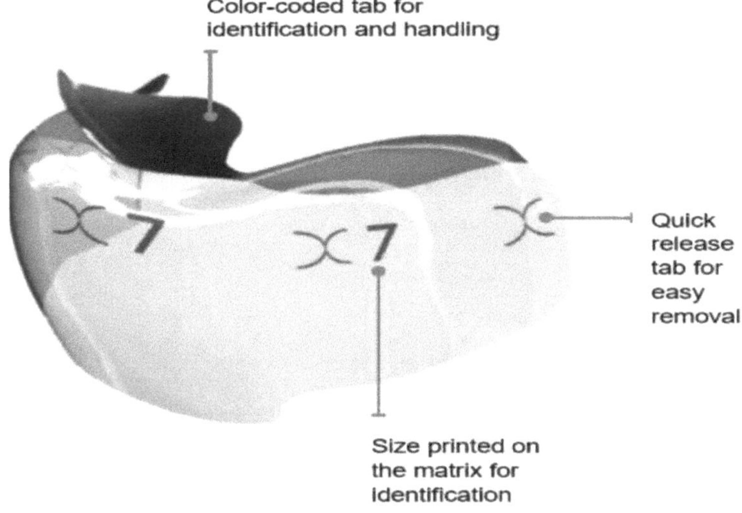

Matriz Blue Evolve

A matriz Blue Evolve apresenta um perfil de emergência agressivamente arredondado que é ideal na maioria dos casos de molares.

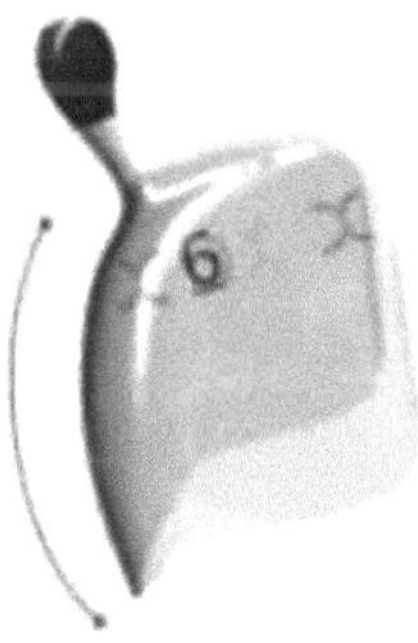

Matriz Evolve cor-de-rosa

A matriz Pink Evolve apresenta uma curvatura mínima do perfil de emergência, concebida para ser utilizada sempre que a Blue Evolve se deforma, normalmente entre o primeiro e o segundo molares superiores.

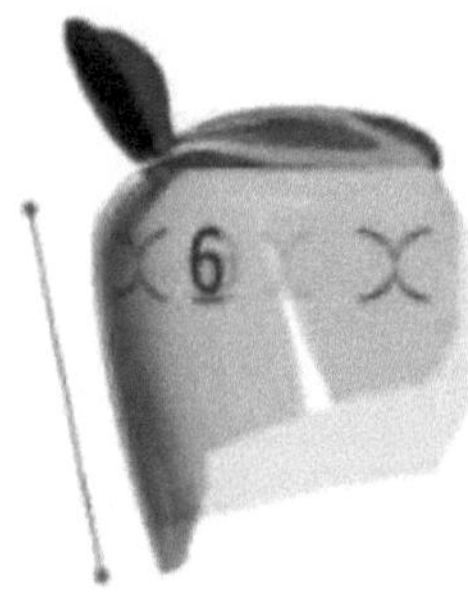

Matriz Orange Evolve

A matriz Orange Evolve apresenta um perfil de emergência mais baixo do que a azul e menos largura do que a rosa, sendo perfeita para a maioria dos pacientes que têm um molar de largura e altura médias.

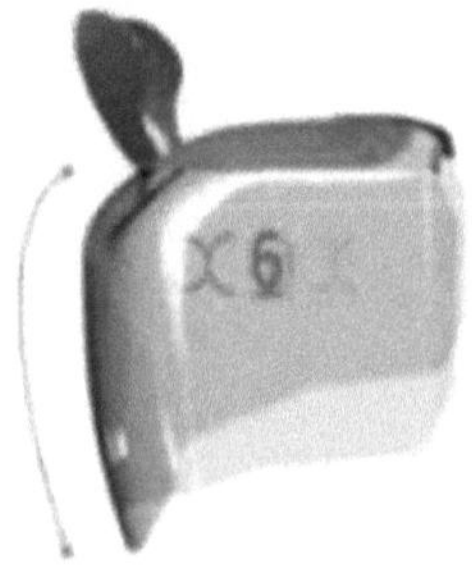

O indicador de altura da matriz Bioclear Evolve

Isto tem duas utilizações:

Indicador de altura da matriz: Os números são impressos no indicador para que a matriz Evolve correta para uma restauração seja escolhida na primeira vez. Isto ajuda a reduzir o desperdício quando são escolhidas matrizes incorrectas.

Indicador Go/No-Go: A ponta colorida indica se uma preparação de cavidade pode ser curada numa camada ou se é necessário utilizar mais.

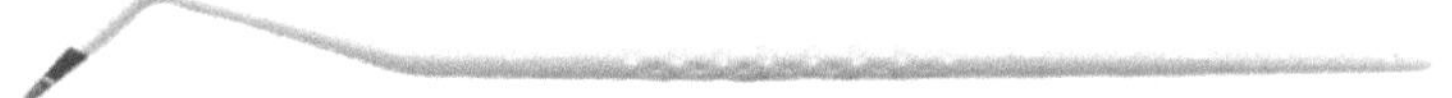

SÉRIE BIOFIT BLUE

As formas ideais dos dentes são garantidas pela tecnologia revolucionária da matriz e pelos desenhos encontrados nas matrizes Bioclear Biofit BLUE. A aba oclusal larga, que é feita de mylar azul translúcido de 50 µ, ajuda na colocação da matriz e no controlo durante a cimentação, e a claridade do mylar permite a fotopolimerização total. Além disso, em comparação com as matrizes metálicas convencionais, que deixam uma superfície mais mate, as matrizes mylar deixam o compósito mais contornado e polido. Além disso, em comparação com as matrizes convencionais, o design inovador das matrizes Biofit BLUE permite uma cobertura bucal/lingual e oclusal 30% maior. Existem três tamanhos disponíveis para as novas matrizes Biofit BLUE: 4,5 mm, 5,5 mm e 6,5 mm.

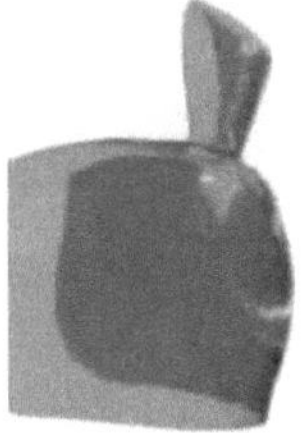 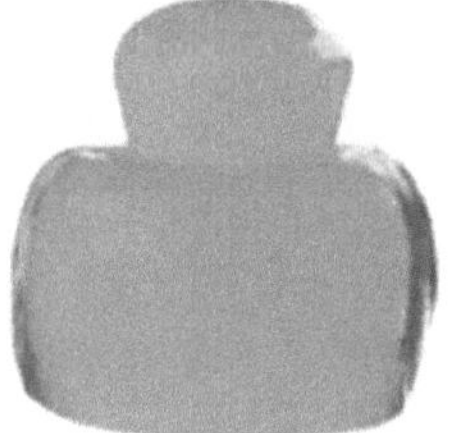

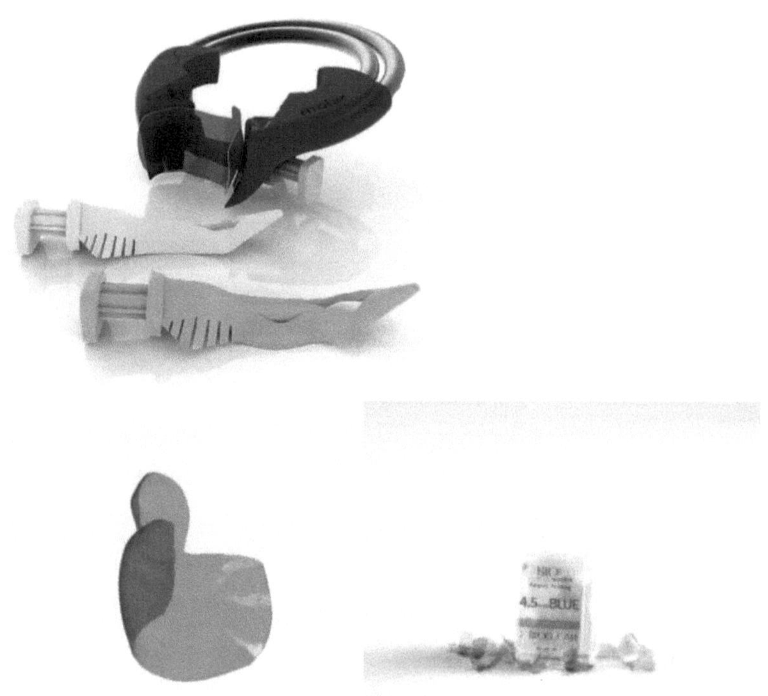

SÉRIE BIOFIT HD

As formas ideais dos dentes são asseguradas pela tecnologia revolucionária da matriz e pelos desenhos encontrados nas matrizes Bioclear Biofit da série HD. Construídas a partir de mylar branco transparente de 75µ, a patilha de colocação e o mylar mais rígido oferecem uma estrutura robusta que facilita a colocação fácil da matriz, enquanto a translucidez do mylar deixa entrar luz suficiente para uma fotopolimerização completa. Além disso, em comparação com as matrizes metálicas convencionais, que deixam uma superfície mais mate, as matrizes mylar deixam o compósito mais contornado e polido. Além disso, em comparação com as matrizes convencionais, as matrizes Biofit redesenhadas proporcionam mais 30% de envolvimento vestibular/lingual e oclusal, e são adequadas para 75% dos pacientes com molares posteriores.

Existem quatro tamanhos disponíveis para as novas matrizes Biofit HD: Molar 4,5 mm, 5,5 mm, 6,5 mm e Pré-Molar 5,5 mm.

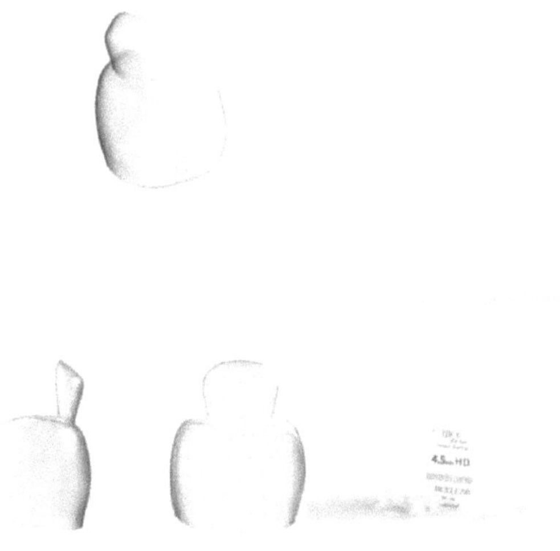

TÉCNICA DE COLOCAÇÃO DE MATRIZES BIOCLEARES
1) PRÉ CUNHA E PREPARAÇÃO DO DENTE

Avaliar a radiografia pré-operatória da asa dentada e selecionar a Diamond Wedge adequada. Insira a Bioclear Diamond Wedge antes das preparações da cavidade. Isto irá esticar os ligamentos periodontais, proporcionando mais espaço de trabalho e separação para um contacto apertado quando a restauração estiver concluída. Prepare o dente. Certifique-se de que quebra o contacto utilizando uma broca fina ou a TruContact Sander.

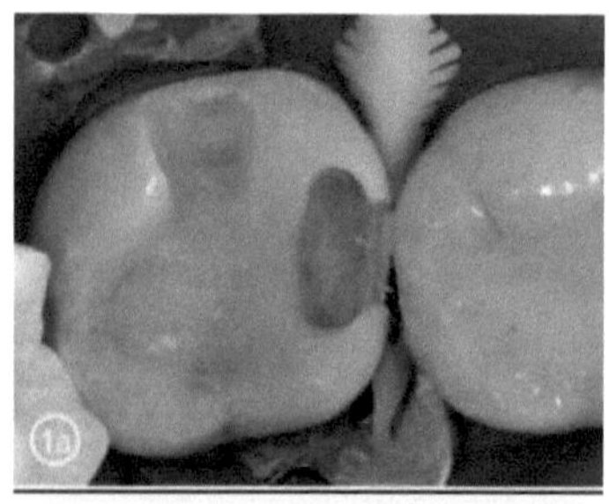

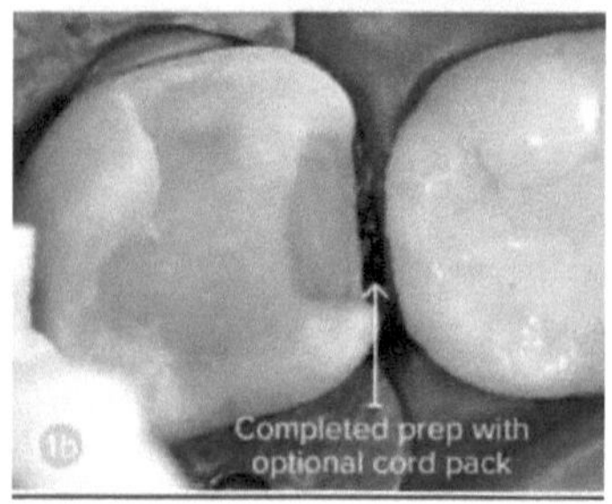

2) SELECCIONAR A MATRIZ

Depois de o dente ter sido preparado, utilize o Indicador de Altura da Matriz Evolve para medir a cavidade e determinar o Go/No-Go de uma cura de compósito de camada única, bem como a matriz de altura apropriada.

Em seguida, selecionar a matriz colorida com a forma e a largura ideais para o procedimento.

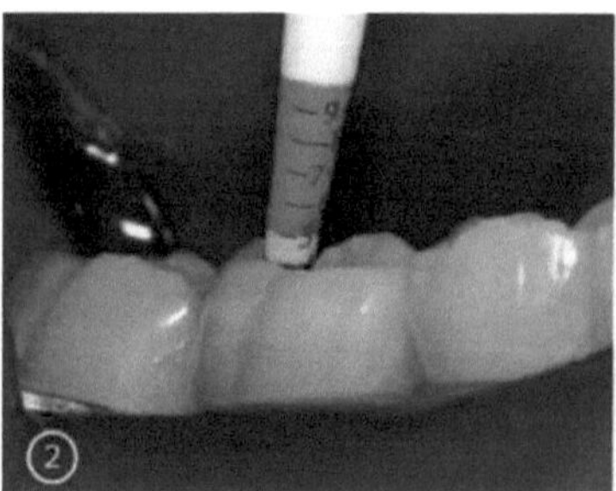

3) REMOVER A CUNHA E COLOCAR A MATRIZ BIOCLEAR EVOLVE NO ORIFÍCIO

Retirar a pré-cunha. Depois, utilizando um alicate de algodão, segure a pequena patilha da matriz Evolve selecionada. Deslize a matriz para dentro do espaço de embrasure, certificando-se de que a matriz está centrada no dente e a patilha está virada para a oclusal. Certifique-se de que assenta totalmente a matriz, pressionando firmemente a patilha oclusal com o polegar. Coloque a matriz em cunha.

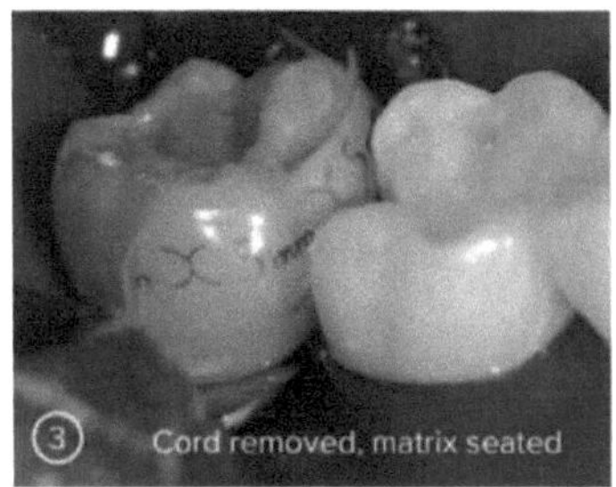

4) COLOCAR O ANEL DUPLO

Abra o Twin Ring utilizando a pinça Bioclear Twin Ring apenas o suficiente para ultrapassar a matriz, até à margem gengival. Solte a pinça para fixar o anel sobre a parte superior da cunha e para baixo contra a matriz e os dentes. Assegure-se de que a matriz está entre as pontas do anel e o dente, não está dobrada dentro das mãos do anel e está corretamente posicionada. Utilize os dedos para pressionar ligeiramente o anel para o assentar mais corretamente. Adaptar suavemente a matriz contra o dente vizinho.

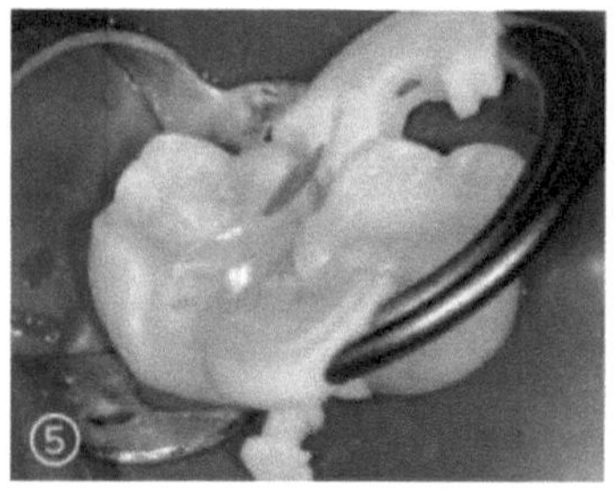

5) TÉCNICA DE SOLDADURA POR PONTOS PUSH-PULL

Depois de colocar a matriz, a cunha e o anel, é altura de condicionar, enxaguar e secar. De seguida, massaje o adesivo nos túbulos dentinários durante 20 segundos. Aplique o adesivo perto dos cantos oclusais da matriz. Afinar o adesivo até que este deixe de se mover. Antes de fotopolimerizar o adesivo, utilize a técnica Spot-Weld Push-Pull. Crie pontos de soldadura distribuindo compósito fluido nos cantos oclusais da matriz na parte vestibular e lingual. Utilize compósito fluido suficiente para se certificar que cobre o exterior, o topo e o interior do canto da matriz. Insira o instrumento Push-Pull na preparação e puxe (se for mesial) ou empurre (se for distal) a matriz contra o dente vizinho. Enquanto mantém a matriz no lugar com o instrumento Push-Pull, polimerize os pontos de fluxo da oclusal durante apenas 5 segundos cada. Remover o Push-Pull e, em seguida, polimerizar o adesivo no preparo durante 10 segundos.

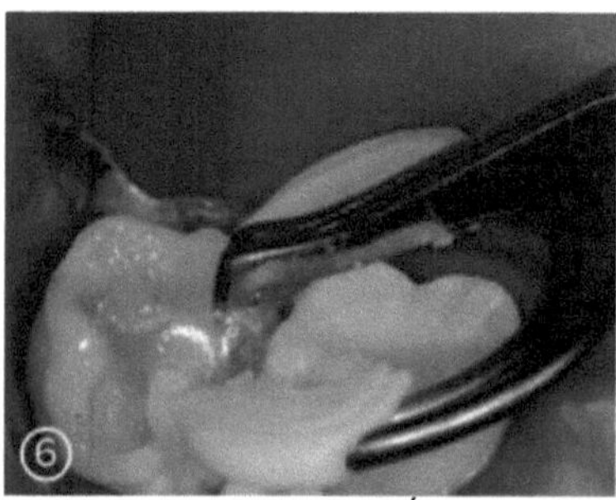

6) MOLDAR O COMPÓSITO POR INJECÇÃO UTILIZANDO O MÉTODO BIOCLEAR E, EM SEGUIDA, FOTOPOLIMERIZAR

Após o condicionamento ácido do dente e a cura do adesivo na dentina, seguem-se os passos do processo de moldagem por injeção. Aplicar uma segunda ronda de adesivo como surfactante; diluir com ar - não curar; injetar bulk fill flowable aquecido - não curar; injetar bulk fill paste aquecido e, em seguida, fotopolimerizar os três em conjunto utilizando o método de polimerização de três pontos. A utilização das matrizes translúcidas da Bioclear permite a polimerização em três pontos, o que é imperativo para a polimerização completa de bulk-fills. Comece a polimerizar na zona oclusal durante 10 segundos. Em seguida, remova o Separador de Anéis Duplos e polimerize a partir da vestibular e da lingual para completar a polimerização em três pontos antes de remover a Cunha de Diamante e a Matriz Evolve.

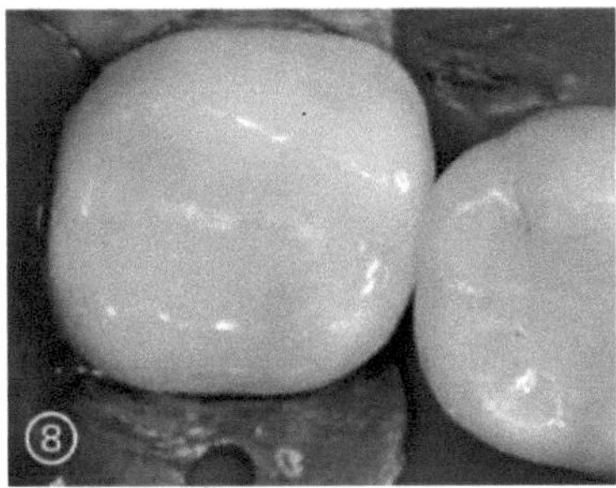

CONCLUSÃO

As matrizes Bioclear marcaram a diferença na restauração de dentes devido às suas categorias específicas que facilitam ao clínico a escolha das matrizes com base nos requisitos de restauração. São também matrizes transparentes que ajudam a visualizar melhor os contactos proximais, reduzindo assim a quantidade de acabamento necessário. Podem ser utilizadas em casos de fecho de diastemas, fecho de triângulos negros, tanto em restaurações posteriores como anteriores.

FORÇA DUPLA

Concebido para mais do que apenas contactos apertados, o DualForce é um sistema de matriz completo concebido para resolver todos estes desafios clínicos, para que possa restaurar os dentes de forma eficiente e eficaz com resultados mais previsíveis.

Anéis DualForce: Os anéis molares e pré-molares DualForce são concebidos com fios de titânio de níquel duplos exclusivos que proporcionam uma excelente força de separação equilibrada nas superfícies mesial e distal. A utilização do fio de níquel-titânio torna os anéis DualForce resistentes à fadiga, de modo a obter uma força de separação consistente durante toda a vida útil do anel.

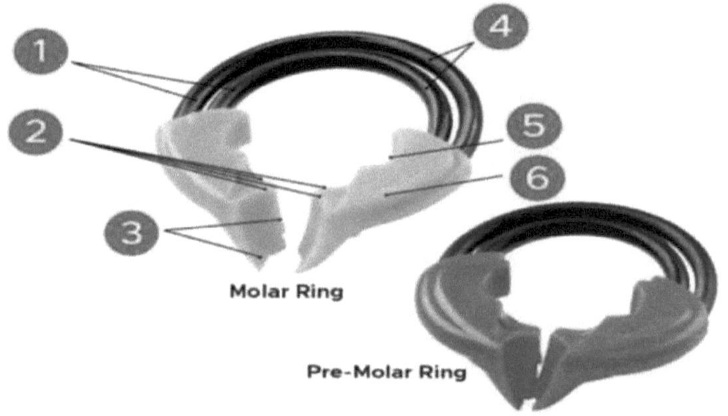

1- Os anéis duplos aplicam uma força de separação equilibrada nas áreas de contacto mesial e distal.

2- Separadores interproximais articulados independentes para uma melhor vedação e adaptação dos dentes

3- O ângulo dos dentes de separação interproximais corresponde à morfologia do dente:

- Estabilidade do anel significativamente maior
- Vedação mais apertada da banda da matriz
- Prevenção de rebentamento

4- Fios duplos de NiTi

• Fornecer mais força de separação

• Resistir à quebra

• Menos força de expansão necessária

5-   Ranhuras de forcep integradas

6-Plástico anti-aderente.

As Active-Wedges DualForce: As Active-Wedges DualForce não se limitam a preencher um espaço; elas envolvem ativamente a banda de matriz e o dente adjacente. As Active-Wedges foram concebidas para deslizarem para a posição com uma ponta que colapsa e reabre uma vez totalmente colocada. O contorno ideal da Active-Wedge e a forte espinha interna colocam uma força significativa na banda de matriz para selar todas as margens e evitar o flash enquanto produzem 21bs de força de separação. Isto significa menos tempo de acabamento.

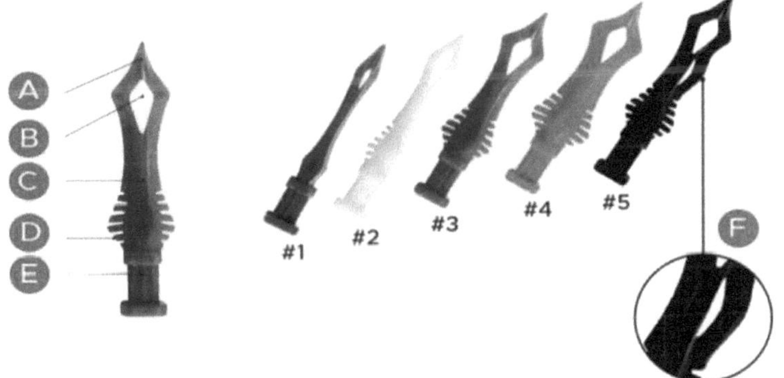

A-A ponta abobadada evita lacerações dos tecidos e melhora a colocação interproximal. B-A ponta colapsa durante a inserção e expande-se quando assente para ajudar a selar a interface banda de matriz/dente.

Espinha interna C-Rigid que melhora a vedação da banda de matriz na caixa proximal enquanto produz 2 libras de força de separação.

D-As "penas" flexíveis que se adaptam à matriz ajudam a selar a matriz/dente. E-Colocação com nervuras que bloqueiam com um alicate de algodão para uma colocação estável. F- Bolha "Deep Seal" que sela a interface dente/matriz em restaurações profundas de Classe II.

Bandas de matriz DualForce Ultra-Wrap: As bandas de matriz seccional DualForce Ultra-Wrap™ são fabricadas em aço inoxidável semi-duro de 0,015"; finas mas suficientemente rígidas para resistir ao engaste durante a colocação. A aba oclusal única permite que a banda de matriz Ultra-Wrap seja transportada e colocada de forma segura e, em seguida, facilmente dobrada para longe do preparo para preservar o acesso à caixa proximal.

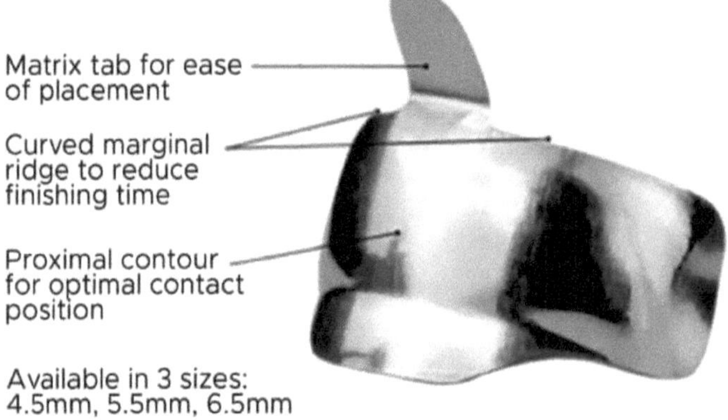

<u>TÉCNICA DE COLOCAÇÃO DA MATRIZ DE FORÇA DUPLA</u>

<u>O alicate de perfuração DualForce</u> aperta e agarra a aba oclusal da matriz, permitindo uma fácil colocação da banda da matriz.

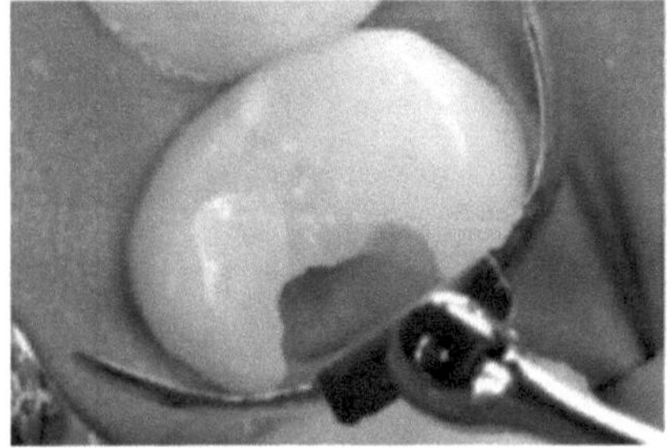

A ponta <u>de cunha ativa</u> colapsa durante a inserção para facilitar a colocação e, em seguida, expande-se novamente quando está completamente assente, recuperando o contorno completo para uma melhor vedação da banda da matriz.

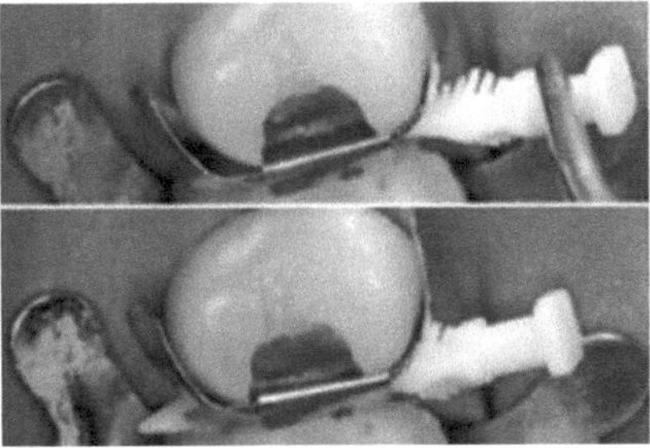

<u>Os anéis DualForce</u> são fáceis de expandir, mas fornecem mais força de separação depois de colocados.

Os anéis DualForce adaptam-se intimamente na zona do encaixe.

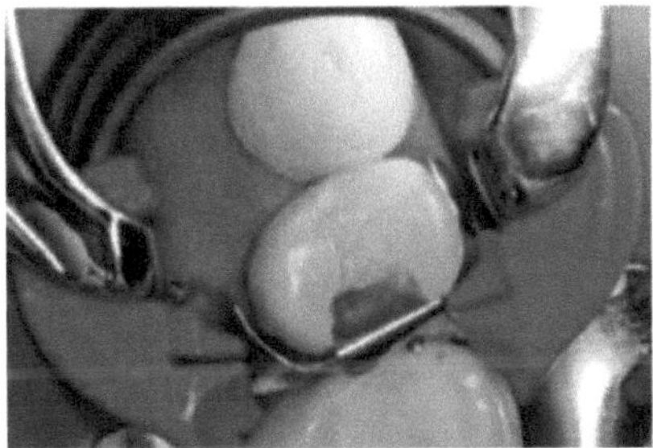

Uma vez assente, o Sistema de Matriz Seccional DualForce proporciona um selamento gengival completo com um selamento vertical apertado da banda da matriz, juntamente com uma força de separação forte e estável, resultando numa menor probabilidade de flash do compósito.

<u>CONCLUSÃO</u>

As matrizes de força dupla facilitam a restauração das superfícies mesial e distal através da utilização das suas bandas de matriz em aço inoxidável, que possuem um rebordo marginal curvo e um contorno proximal ótimo. Os anéis de níquel-titânio conferem rigidez a estas matrizes, proporcionando um contacto ótimo ao restaurar as superfícies proximais.

FENDERMATE

FenderMate é uma matriz seccional pré-curvada de uma só peça e uma cunha que permite restaurações de compósito rápidas, seguras e previsíveis, com um contacto apertado e selamento cervical. A FenderMate foi concebida para ser inserida quer por vestibular quer por lingual. A matriz estende-se desde a base da cunha até um pouco acima da superfície oclusal. O lado da cunha virado para o dente adjacente tem uma asa angulada. Durante a inserção, a asa pressiona a matriz firmemente contra o preparo, proporcionando um selamento apertado na margem cervical. Para formar o ponto de contacto, a matriz tem uma indentação pré-contornada, que imita os contornos naturais. Quando não se utiliza o dique de borracha, sugere-se que se fixe o FenderMate com fio dental encerado. FenderMate está disponível em embalagens de recarga ou em sortido e em dois tamanhos de cunha: Regular e Estreito. Os tamanhos regulares são de cor escura, enquanto os estreitos são claros. As cunhas FenderMate são coloridas a azul ou verde para definir o lado esquerdo ou direito, respetivamente. 4 razões para utilizar FenderMate

1. Contacto previsível e forma anatómica
2. Design de uma peça
3. Sem saliência cervical
4. Concebido para a medicina dentária minimamente invasiva

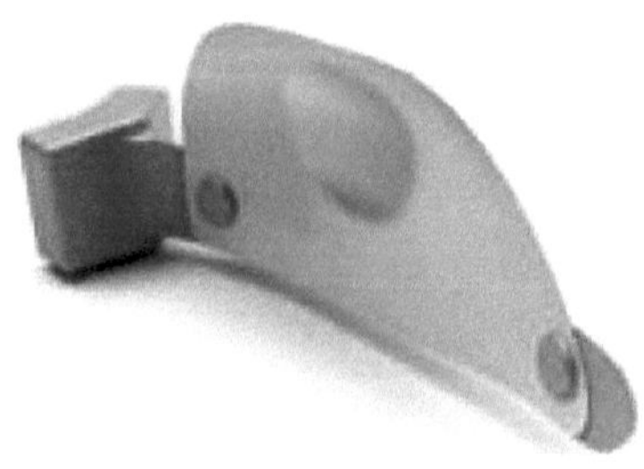

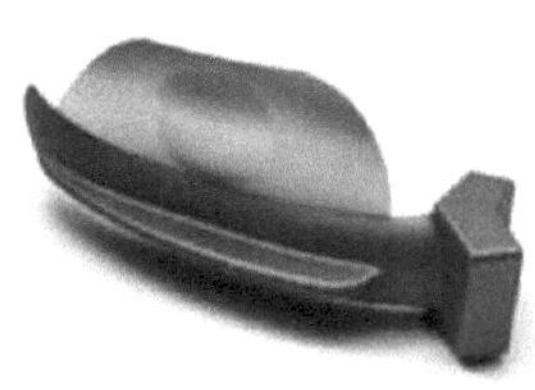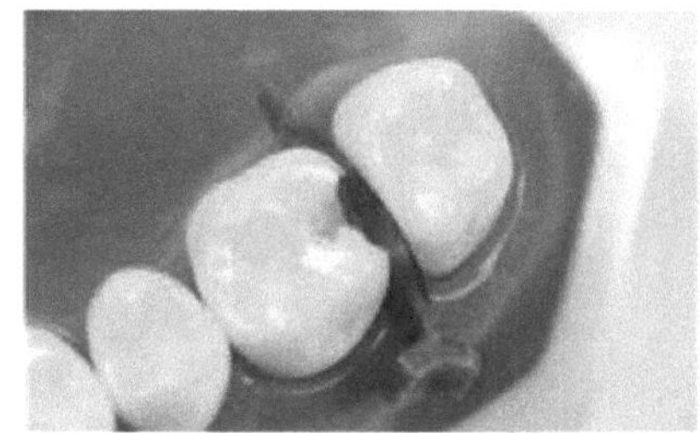

FENDERMATE PRIME

Para obturações de Classe II de dentes decíduos, onde a simplicidade e a rapidez são altamente valorizadas, o FenderMate Prime é uma combinação única de um escudo de preparação e matriz. É uma cunha plástica interproximal com uma placa de aço integrada; a ponta em forma de "barco" permite a compressão da gengiva sem a danificar e reduz o risco de hemorragia; está disponível em dois tamanhos, longo e curto; a cunha longa e flexível FenderMate Prime verde pode ser adaptada aos contornos do dente, e a cunha curta e rígida FenderMate Prime amarela tem uma placa mais curta e mais rígida para espaços interproximais extremamente apertados.

4 razões para utilizar o FenderMate® Prime
1. Concebido para dentes decíduos
2. Colocação fácil
3. Design de uma peça
4. Dobrável

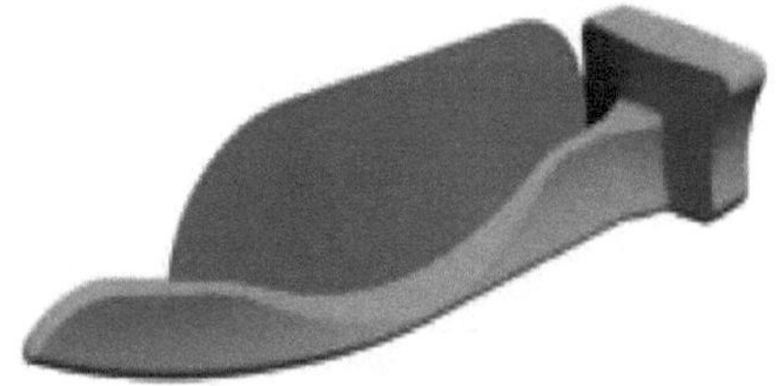

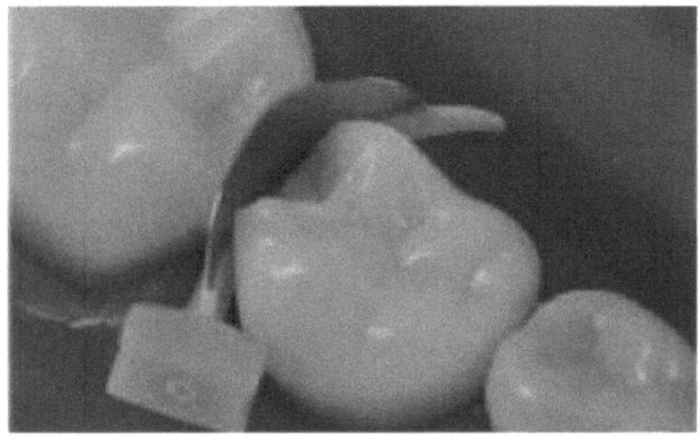

FENDERMATE TEMP

FenderMate Temp é a solução tudo-em-um para uma preparação e preenchimento seguros e fáceis de restaurações proximais temporárias. FenderMate Temp é uma matriz de aço inoxidável numa cunha de plástico que é facilmente colocada na área proximal antes da preparação. Protege o dente adjacente de danos iatrogénicos e minimiza a contaminação de sangue da bolsa gengival. Após a preparação, o FenderMate Temp pode ser facilmente curvado para seguir a anatomia do dente, criando uma matriz para uma obturação temporária com um contacto aceitável. Quando não é utilizado um dique de borracha, sugere-se que o FenderMate Temp seja fixado com fio dental encerado.

4 razões para utilizar o FenderMate® Temp
1. Concebida para obturações temporárias

2. Dobrável

3. Colocação fácil

4. Design de uma peça

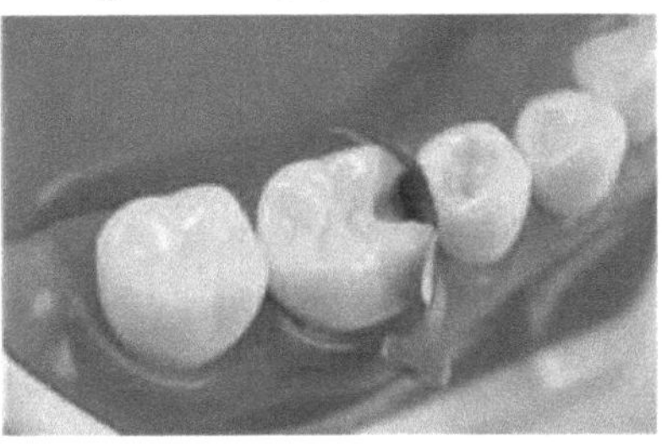 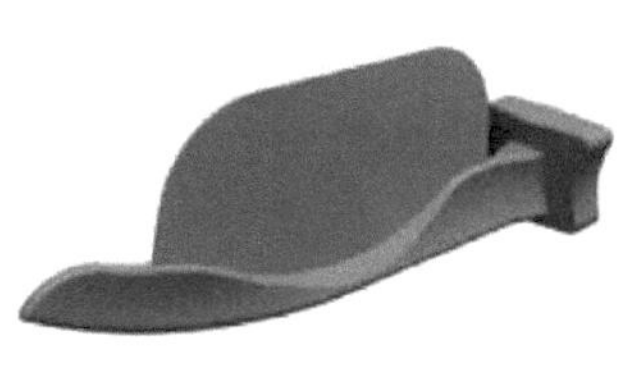

<u>TÉCNICA DE COLOCAÇÃO DO SISTEMA MATRICIAL FENDERMATE</u>

Introduzir como uma cunha com um movimento ligeiramente para baixo e curvado, como uma "agulha de sutura curva".

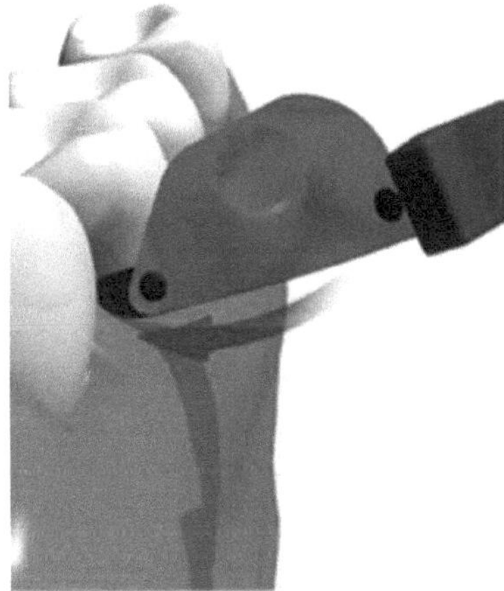

Deslize a matriz até que a indentação de contacto da matriz esteja na posição ideal com o dente adjacente para estabelecer o ponto de contacto contornado.

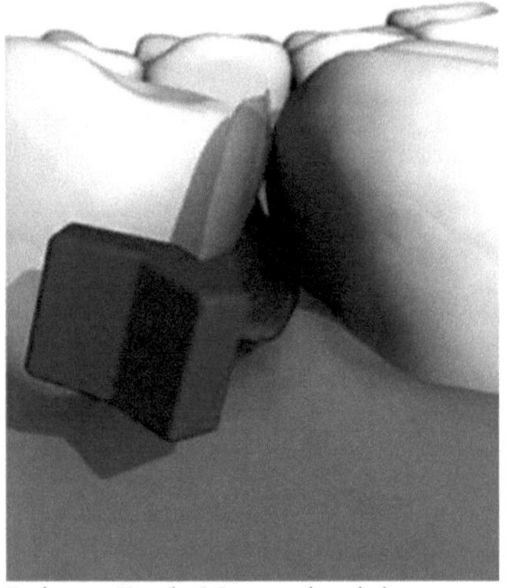

Deixar o FenderMate no local durante o acabamento inicial para proteger o dente adjacente.

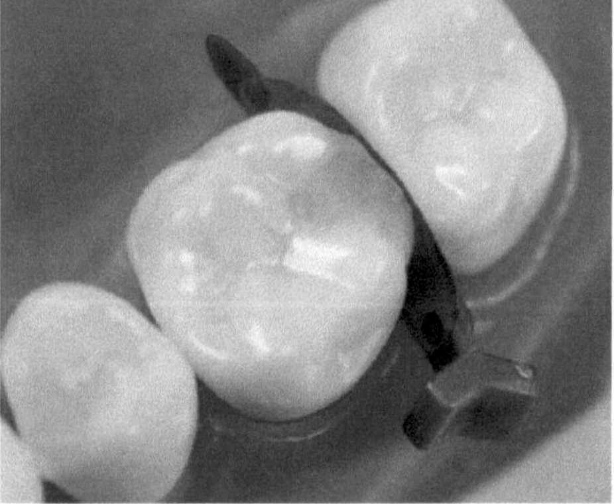

<u>CONCLUSÃO</u>

A Fendermate é uma matriz seccional de uma só peça que facilita as restaurações de classe II. É fornecida com uma cunha anexa que permite uma colocação de um único passo e é pré-curvada com uma indentação na área de contacto que ajudará a imitar melhor o contacto.

Sistema de fusão Composi-Tight 3d

O sistema de fusão Composi-Tight 3D é uma combinação de matriz e sistema de anel disponível para aumentar a longevidade, previsibilidade e facilidade de colocação de restaurações diretas posteriores em compósito. O Composi-Tight™ da Garrison Dental Solutions (Spring Lake, MI) permite aos clínicos manter contactos apertados em áreas posteriores difíceis de alcançar, bem como reduzir o tempo de acabamento necessário para a maioria das restaurações posteriores diretas em compósito.

Ideal para restaurações conservadoras de compósito de Classe II, restaurações distais de caninos e/ou dentes curtos ou mal posicionados, e restaurações ligeiramente largas e/ou profundas, o design do anel ultra-retentivo Composi-Tight™ ajuda a produzir contactos e contornos proximais ideais, assegurando a adaptação da banda de matriz. O design avançado e fácil de utilizar do Composi-Tight™ melhora a retenção entre o canino e o primeiro bicúspide. As pegas em anel proporcionam uma maior estabilidade, permitindo uma colocação mais fácil das cunhas. Além disso, a banda contornada adapta-se facilmente às áreas interproximais, criando contactos proximais mais previsíveis.

Em particular, o Composi-Tight™ ajuda a eliminar o flash vestibular e lingual, incorporando um material de silicone macio que se molda à forma do dente e proporciona um ajuste firme, robusto e apertado. Uma maior retenção do anel através de flanges polidas na extremidade de cada dente ajuda a segurar os dentes com segurança, eliminando o deslizamento. Os dois anéis separadores principais, curto (azul) e alto (laranja), são o coração do novo sistema Composi-Tight® 3D Fusion™. O anel curto é utilizado principalmente para bicúspides, pré-molares, paedo, dentes mal posicionados; qualquer dente com uma coroa curta. O anel alto é utilizado para molares típicos, dentes mais altos, ou empilhamento sobre azul para MODs.

O primeiro anel separador de preparação ampla do mundo (verde) faz do Composi-

Tight® 3D Fusion™ o sistema de matriz seccional mais versátil e fácil de utilizar disponível. O anel Wide Prep simplifica muito o que até agora tem sido uma das restaurações posteriores de compósito mais desafiantes.

-Os anéis curto (azul) e alto (cor de laranja) têm extensões de retenção Ultra-Grip™ para evitar o "descolamento".

-Empilhamento melhorado para MODs com força de separação melhorada

-Cume marginal melhorado incorporado nas pontas de silicone Soft-Face™ para uma melhor adaptação.

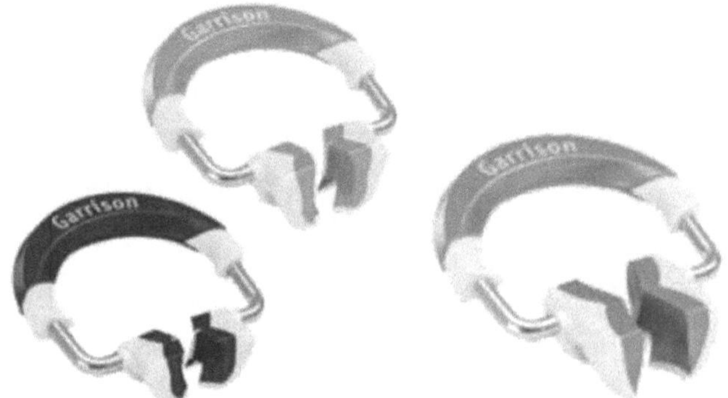

O anel de preparação largo (verde) ajuda a restaurar casos mesmo com cúspides em falta.

Bandas de matriz de curva completa:

* Recria a anatomia ideal com o novo design Full Curve

* Colocação mais fácil com as novas Grab-Tabs™ no bordo oclusal

* As pulseiras mais compridas combinam na perfeição com o anel Wide Prep

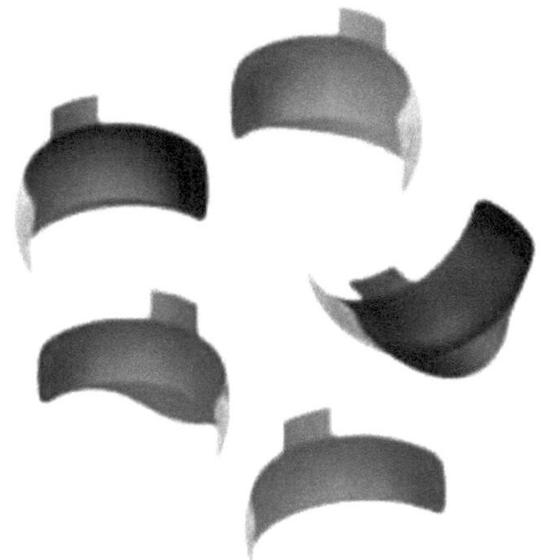

Cunhas Ultra-Adaptativas:

- O exterior Soft-Face™ adapta-se às irregularidades interproximais
- As barbatanas flexíveis deslizam para dentro mas evitam que a cunha saia para trás
- Selamento gengival superior

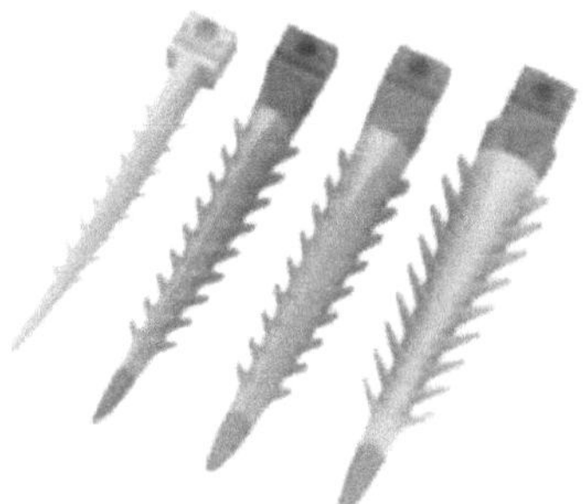

Fórceps:

- A durabilidade forjada evita a flexão que rouba a alavanca
- Abre facilmente anéis resistentes, independentemente da força ou tamanho da mão
- Adapta-se a praticamente qualquer anel de qualquer fabricante

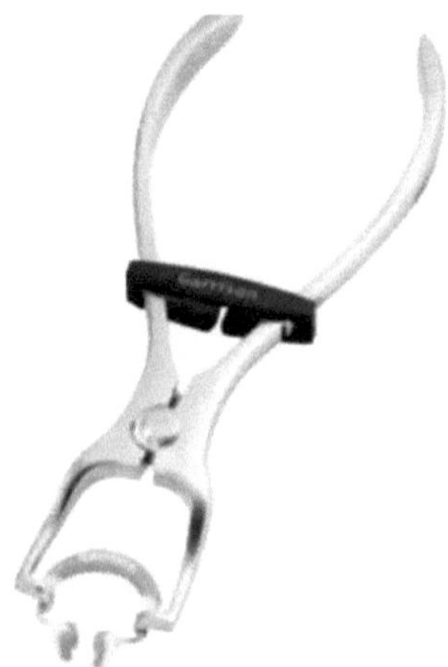

TÉCNICA DE COLOCAÇÃO DO SISTEMA DE MATRIZ COMPOSI-TIGHT

Colocar o dique de borracha: O isolamento da área ajuda a evitar a contaminação por sangue e saliva. Tal como em muitos procedimentos dentários, a aspiração de peças pequenas é uma preocupação válida. Coloque FenderWedge® antes da preparação para pré-separar e proteger o dente adjacente. Prepare o dente com uma preparação conservadora de Classe II. Quando a preparação estiver concluída, remova o FenderWedge® e coloque a matriz.

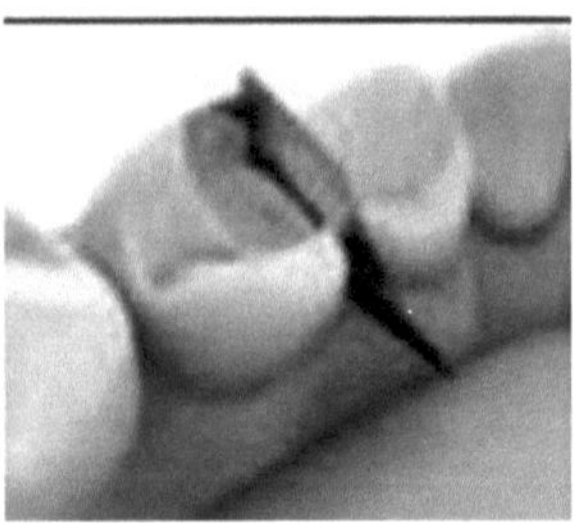

Coloque a banda de matriz seccional Composi-Tight® 3D Fusion™. Selecione uma banda de matriz que mais se aproxime da altura oclusogengival do dente. A GrabTab deve ser orientada para a margem oclusal e pode ser dobrada sobre o dente adjacente após a colocação.

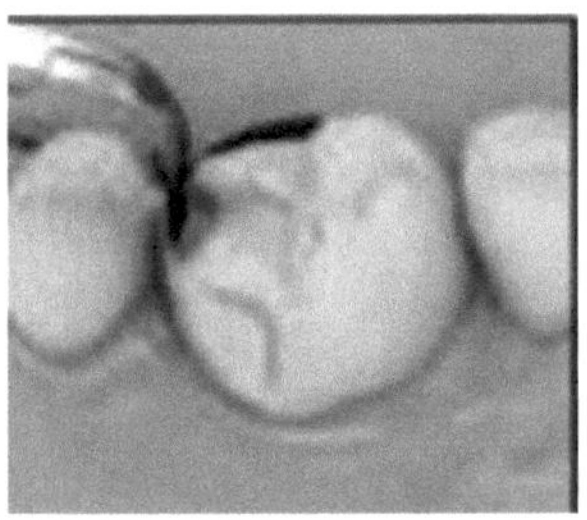

Inserir a cunha Composi-Tight® 3D Fusion™. Mantenha um dedo na banda da matriz para evitar que a cunha desloque a banda durante a inserção. Coloque a cunha firmemente, uma resina de alta viscosidade embalada na preparação pode deslocar a banda para longe da

dente.

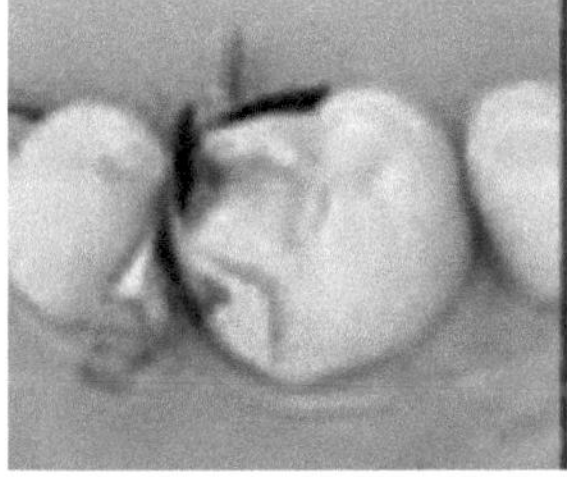

Aplique o anel de retenção Composi-Tight® 3D Fusion™ Soft Face™. Selecione um anel de retenção que seja apropriado para a embrasura e para o dente a ser restaurado. Espalhe-o com a pinça de colocação de anel *Composi-Tight 3D Fusion™ e coloque-o sobre a cunha. Empurre a banda de matriz firmemente para o contacto com o dente adjacente na área de contacto pretendida.

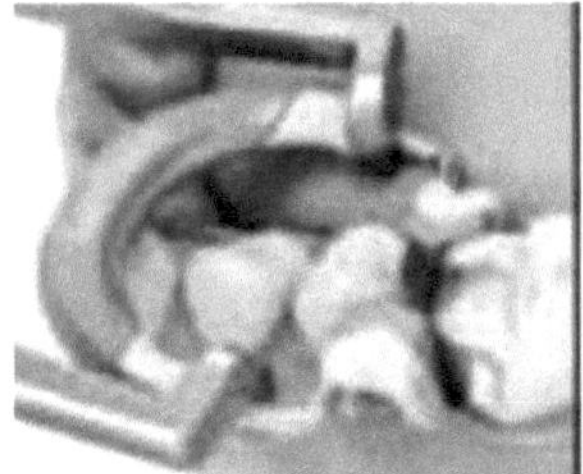

As versões com ponta laranja e azul dos anéis Composi-Tight® 3D Fusion™ Soft-

Face™ são anguladas para permitir o empilhamento de anéis para a realização de M.O.D.s e restaurações de múltiplos dentes. Os anéis podem ser empilhados uns sobre os outros.

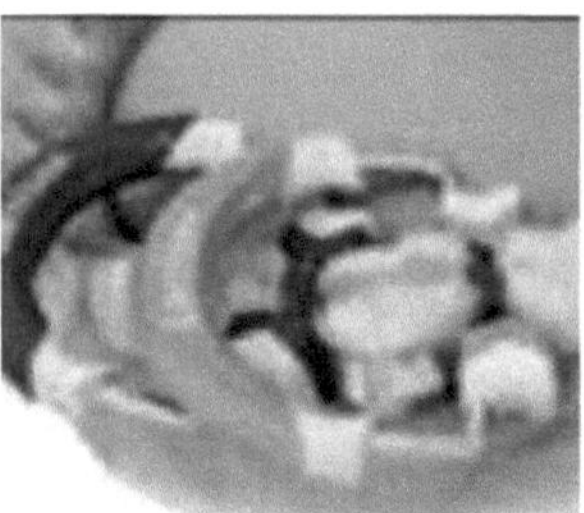

CONCLUSÃO

O sistema de matriz Composi-tight é indicado para restaurações posteriores diretas de compósito, especialmente em áreas posteriores de difícil acesso. Ajuda a eliminar o flash vestibular e lingual através da incorporação de um material de silicone macio que se molda à forma do dente. Tem três anéis diferentes, com o anel de preparação largo a possibilitar a restauração de dentes posteriores difíceis.

KIT REELMATRIX™

O ReelMatrix (Garrison Dental) inclui instrumentos e matrizes ideais para procedimentos posteriores. Contém muito bem o material, evitando qualquer derrame para os dentes adjacentes. Os carretéis são inseridos na pega e, ao retrair as pinças, fixam o carretel no lugar, eliminando a necessidade de um tofflemire.

- **Muito fácil:** As bobinas encaixam na pega sem qualquer problema. As matrizes normais (cubos amarelos) podem ser facilmente empurradas através dos contactos.

- **Muito apertado:** Contactos apertados e excelente contorno. Estas matrizes finas são pré-contornadas em três dimensões e, quando combinadas com cunhas anatómicas e anéis separadores, o resultado são contactos incrivelmente apertados na altura natural do contorno.

- **Muito rápido:** O design sem retentor acelera muito o trabalho do quadrante, melhorando a visibilidade e o conforto do paciente.

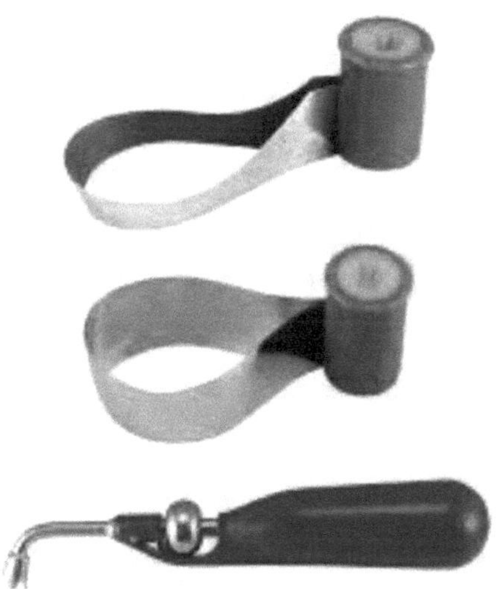

TÉCNICA DE COLOCAÇÃO DA REELMATRIX

1.   Empurrar para a frente a esfera de tensão no punho para estender a engrenagem do carreto e as pinças do carreto.

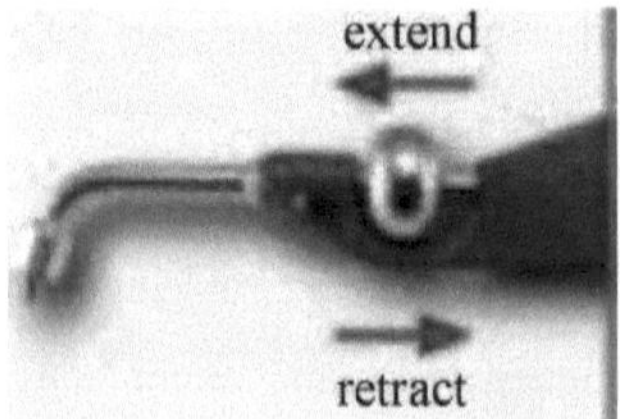

2. Pressionar o carreto sobre a engrenagem e retrair a esfera tensora. O carreto deve agora estar firmemente engrenado na engrenagem e preso pelas pinças.

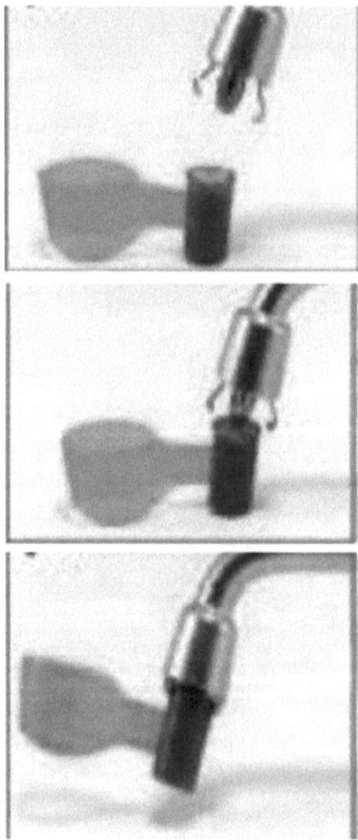

3. Faça uma cunha nos lados mesial e distal do dente a ser restaurado para produzir uma separação suficiente para permitir a colocação da matriz. A pré-

cunha não é necessária se o contacto for quebrado.

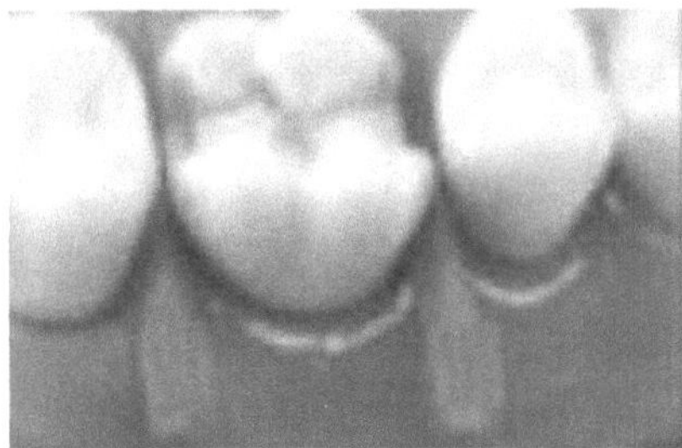

2. O carreto pode ser orientado para o lado vestibular ou lingual do dente a ser restaurado. É preferível colocá-lo no lado oposto das restaurações mais largas

3. Utilize a pega para posicionar a matriz acima do dente e coloque-a.

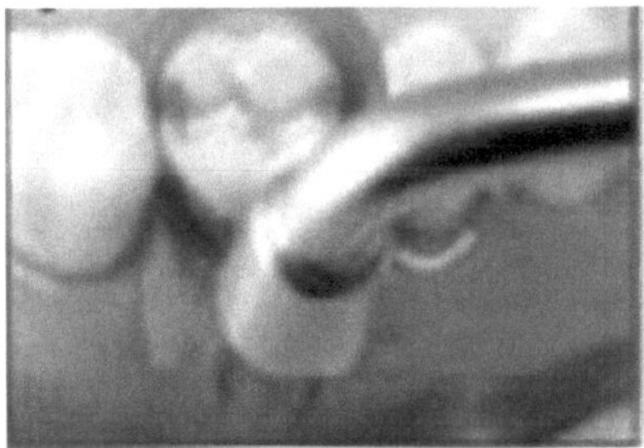

4. Retire as duas cunhas e assente firmemente a matriz. Mais uma vez, utilize o dedo para ajudar a assentar a matriz.

5. Tum a bola tensora e o carreto aperta a matriz.

6. Solte o carreto empurrando a esfera de tensão para a frente.

9. Aplicar uma cunha para selar a margem gengival.

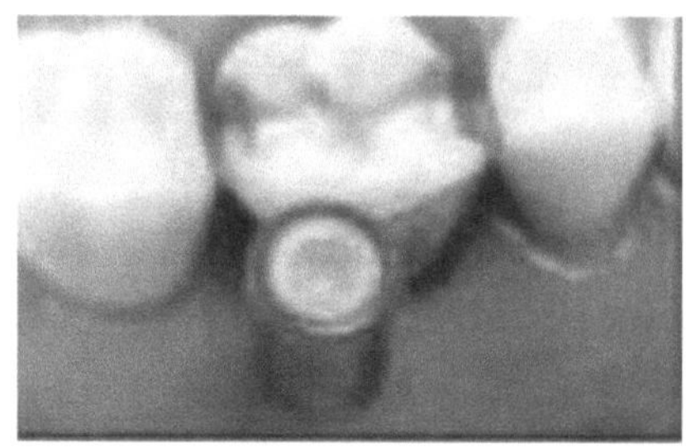

<u>CONCLUSÃO</u>

A Reelmatrix é ideal para restaurações posteriores, uma vez que evita saliências para vestibular e lingual. Os carretéis são inseridos na pega e, ao retrair-se, as pinças fixam o carretel no lugar, eliminando a necessidade de um tofflemire, tornando mais fácil para o operador poupar tempo ao fazer uma restauração posterior direta.

MATRIZES METÁLICAS DE PINÇA

As matrizes metálicas Pinch™ sem retentor da Garrison Dental simplificam grandemente todas as restaurações posteriores. A matriz metálica fina pré-contornada de 0,0015" é facilmente posicionada à volta do dente a ser restaurado e o laço de tensão é apertado para apertar a banda ao dente. A restauração pode então ser efectuada sem a interferência dos retentores de matriz tradicionais. Uma patilha de remoção é posicionada no lado oposto ao laço de tensão. Quando a restauração estiver concluída, a patilha é puxada, separando a própria banda para uma remoção fácil. Toda a Pinch Matrix pode então ser descartada, eliminando a necessidade de limpar e esterilizar um dispositivo de retenção. As matrizes Pinch Metal estão disponíveis em três tamanhos - pré-molar, molar padrão e molar alto. Os tamanhos individuais podem ser adquiridos em embalagens de 50 ou está disponível um kit sortido de 150 matrizes.

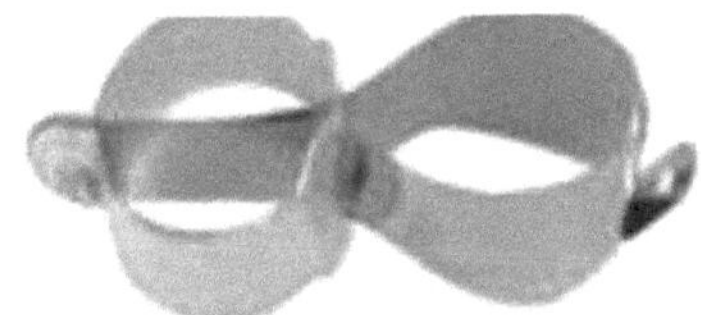

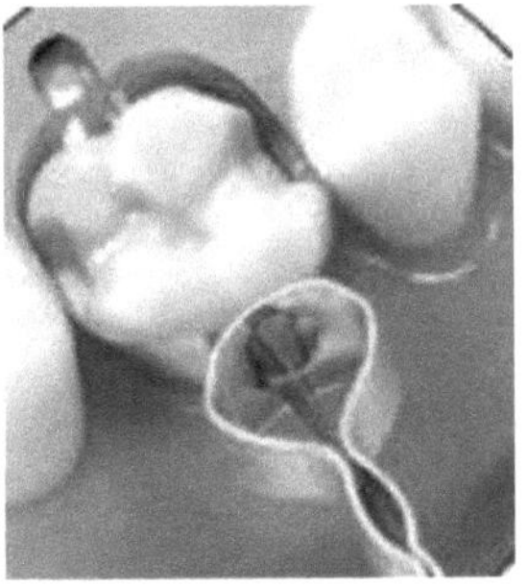

TÉCNICA DE COLOCAÇÃO DO SÍTIMO DE MATRIZ METÁLICA DE PINÇA Cunha nos lados mesial e distal do dente a ser restaurado para produzir separação suficiente para permitir a colocação da matriz.

Deslize o tamanho apropriado de Pinch Matrix à volta do dente, removendo as cunhas imediatamente antes de assentar completamente a matriz.

Aperte o laço de tensão com os dedos para apertar - não aperte demasiado a matriz ou será difícil obter um contacto adequado.

Aplicar uma cunha para selar a margem gengival.

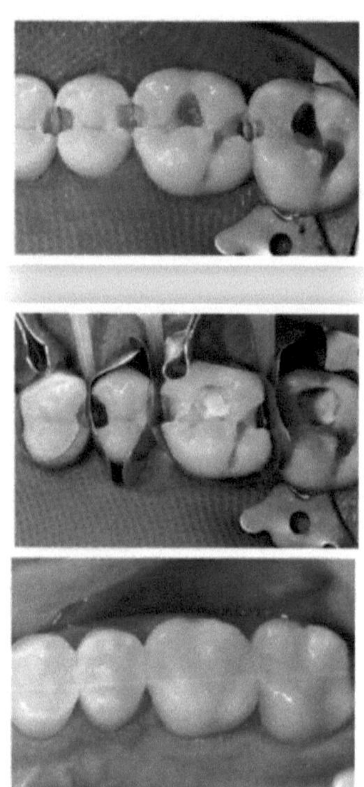

CONCLUSÃO

As matrizes Pinch Metal são utilizadas para restaurações posteriores. Ao apertar o laço tensor, a banda é apertada ao dente. A matriz metálica fina e pré-contornada é simplesmente colocada à volta do dente a ser restaurado. Isto permite que a reparação seja concluída sem que os retentores de matriz tradicionais fiquem no caminho. O laço tensor está à frente de uma patilha de remoção. A patilha é removida para retirar facilmente a própria banda depois de terminada a restauração.

MATRIZ SECCIONAL TRIODENT V3

O V3 Ring tem as indicações mais amplas para utilização de qualquer anel de matriz seccional e produz restaurações de compósito de Classe II de elevada qualidade e anatomicamente precisas. O anel V3 de níquel-titânio tem uma resistência excecional para estabilidade e exerce uma força de separação óptima nos dentes para produzir contactos consistentemente apertados. Os dentes em forma de V asseguram que não há competição com a cunha na embrasura e agarram ambos os dentes de forma igual, evitando que o anel colapse em cavidades largas.

- A nova funcionalidade de limpeza fácil evita que o adesivo adira ao anel, mesmo após uma cura ligeira

- Os anéis proporcionam maior estabilidade para uma redução significativa do desprendimento de mola

- Melhor anel para cavidades largas

- Resistência excecional da mola

- Força óptima para a separação dos dentes

- NiTi para uma excelente resistência e elasticidade da mola

- Dentes de plástico reforçados com fibra de vidro

- A inclinação da mola permite o empilhamento fácil de vários anéis

- Os dentes em forma de V acomodam a cunha

- Dois anéis: Universal (verde) para dentes grandes e Estreito (amarelo) para dentes pequenos

- Totalmente autoclavável

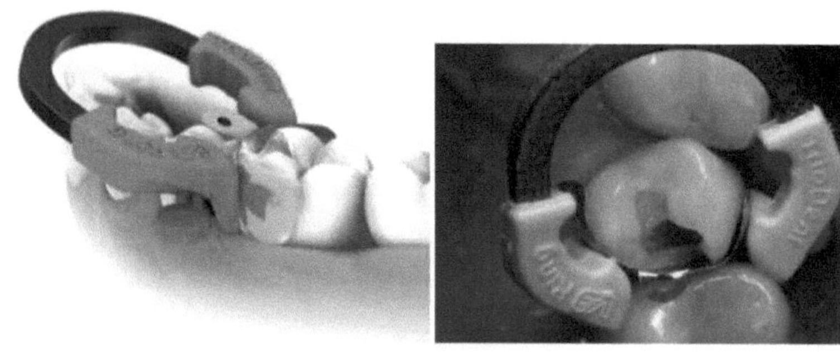

TÉCNICA DE COLOCAÇÃO DO SISTEMA MATRICIAL

1. Cortar em pedaços antes de preparar a cavidade.

O pré-wedging previne a hemorragia durante a preparação da cavidade. Melhor ainda, um Triodent® WedgeGuard protegerá a papila/barreira de borracha e o dente adjacente também. Empurre a cunha ou o WedgeGuard firmemente para dentro a partir do lado lingual ou bucal e prossiga com a preparação.

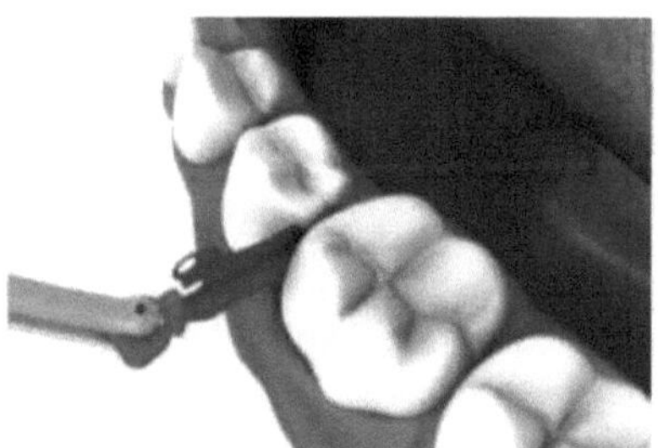

2. Retirar o resguardo.

Se estiver a utilizar um WedgeGuard, retire o protetor após a preparação, deixando a cunha para trás. Pode ser utilizado um espelho para manter a cunha no lugar enquanto a proteção é removida.

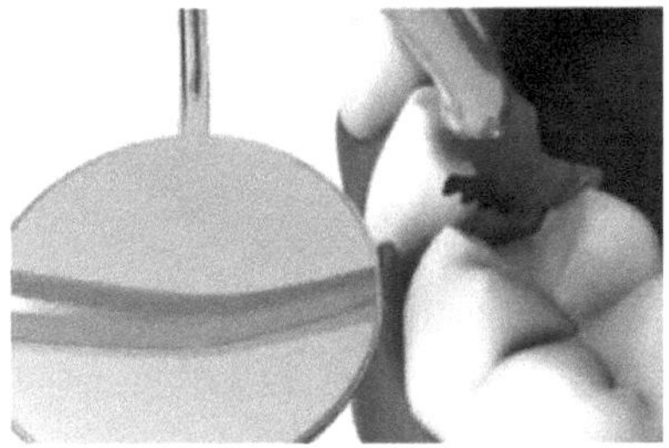

3. Deslizar a matriz para dentro da caixa.

Segure a patilha de uma Triodent® V3 Tab-Matrix com a Triodent® Pin-Tweezers, assegurando que o lado dourado das pontas da pinça fica virado para o lado oposto ao dente. Dobre a lingueta na sua direção para que possa deslizar a matriz apicalmente para o interior da fenda gengival. Se necessário, retire ligeiramente a cunha e coloque a matriz. Agora, prenda a patilha da matriz contra o dente vizinho e volte a inserir a cunha.

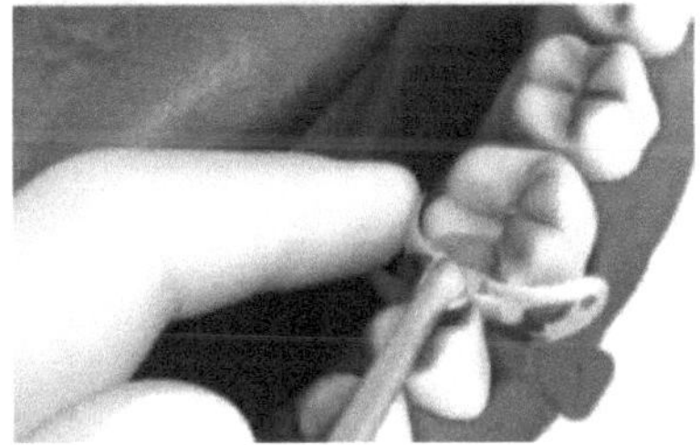

Faça pequenos ajustes para garantir que a banda da matriz está à altura certa para obter o máximo benefício do contorno, particularmente da crista marginal enrolada, como se vê neste corte transversal.

4. colocar o anel V3

Utilizando um apoio para os dedos para estabilizar a pinça, colocar o anel o mais baixo possível, com os dentes a encostarem-se à cunha. Ao soltar a pinça, utilizar um dedo para pressionar a patilha da matriz para evitar movimentos.

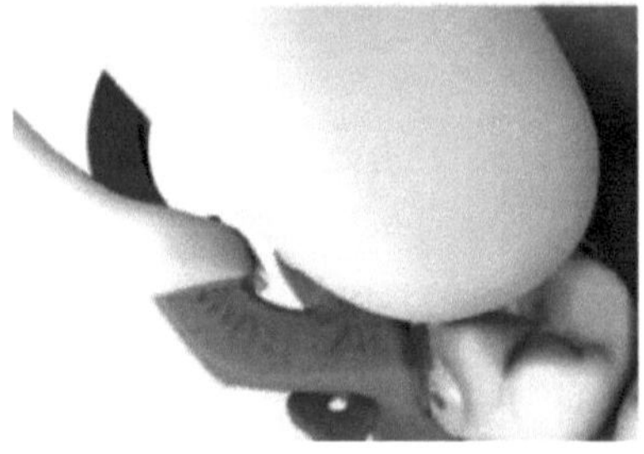

Muitas vezes, é preferível colocar o anel V3 distalmente para uma melhor visualização e acesso, mesmo com um MO.

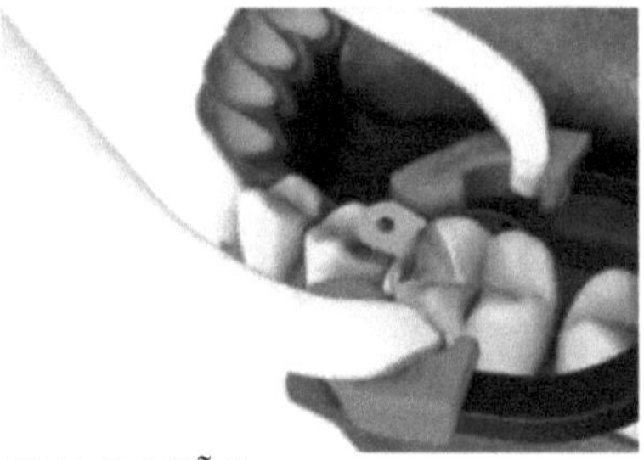

<u>CONCLUSÃO</u>

O sistema de matriz seccional V3 é predominantemente utilizado para restaurações posteriores largas. A notável resistência do anel V3 de níquel-titânio assegura a estabilidade e fornece a força ideal de separação entre os dentes para criar contactos consistentemente apertados. O anel não colapsa em cavidades grandes porque os dentes em forma de V agarram uniformemente ambos os dentes e asseguram que a cunha na embrasura não está a competir com eles.

SISTEMA MATRICIAL V4 CLEARMETAL

O sistema de matriz ClearMetal permite iniciar a fotopolimerização através do metal. A matriz também tem um excelente contraste com o dente para fazer sobressair a margem gengival, o que ajuda a confirmar o selamento. As micro-janelas não deixam qualquer marca no compósito. As micro-janelas funcionam como uma "cura em rampa", em que a intensidade da luz é aumentada gradualmente para reduzir a tensão inicial e otimizar a polimerização. A ClearMetal Matrix tem um revestimento anti-aderente para facilitar a remoção após a restauração. O revestimento em todos os tamanhos da ClearMetal Matrix é de cor neutra. A ClearMetal Matrix é a única matriz transparente com as vantagens da maleabilidade do metal e da personalização da forma, se necessário. Normalmente, a ClearMetal Matrix não necessita de polimento, mas se for necessária uma pequena adaptação para obter um contacto apertado, a matriz pode ser polida com um instrumento de polimento ou com a ponta da <u>Pinça Triodent</u>.

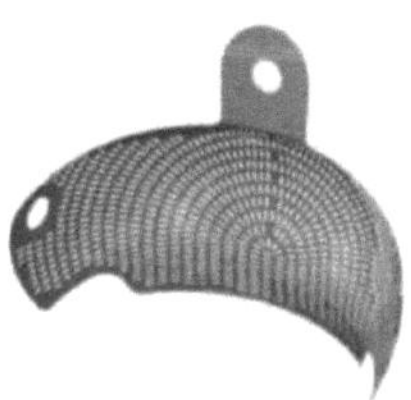

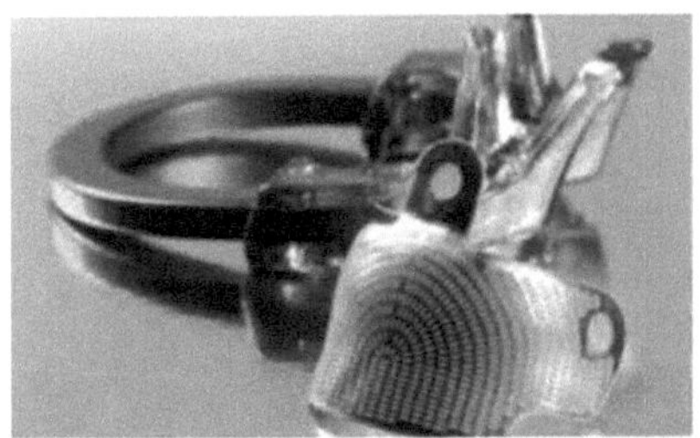

As vantagens do sistema V4 incluem:

• Dois tamanhos de anel para proporcionar uma força de separação consistente para pré-molares e molares;

• Metal de níquel-titânio que resiste melhor à fadiga metálica do que o aço inoxidável;

• Um design de ponta de anel que não "caia" facilmente na preparação quando a caixa proximal é estendida mais do que o ideal;

• Um novo desenho de ponta de plástico com anel transparente para facilitar a polimerização interproximal

• Uma nova matriz ClearMetal com micro-janelas que permitem a penetração da luz.

• Desenhos de matrizes que proporcionam uma melhor forma anatómica ocluso-gengival e buco-lingual;

• Desenhos de matrizes que facilitam caixas proximais profundas

Matrizes que são mais fáceis de colocar e remover devido aos orifícios que permitem que as pinças de pinos manipulem e agarrem a matriz.

TÉCNICA DE COLOCAÇÃO DA MATRIZ CLEARMETAL V4

1. Colocar a cunha interproximalmente

2. Completar a preparação da cavidade

3. Após a preparação da cavidade, certifique-se de que o contacto interproximal está aberto.

Segure agora a patilha de uma matriz ClearMetal de tamanho adequado com uma pinça, assegurando-se de que o lado dourado das pontas da pinça fica virado para o lado oposto ao dente, dobre a patilha na sua direção para criar um contra-ângulo e coloque a matriz apicalmente no sulco gengival.

Para evitar que a matriz se mova quando soltar a pinça, utilize um dedo para prender uma extremidade contra a superfície vestibular ou lingual do dente.

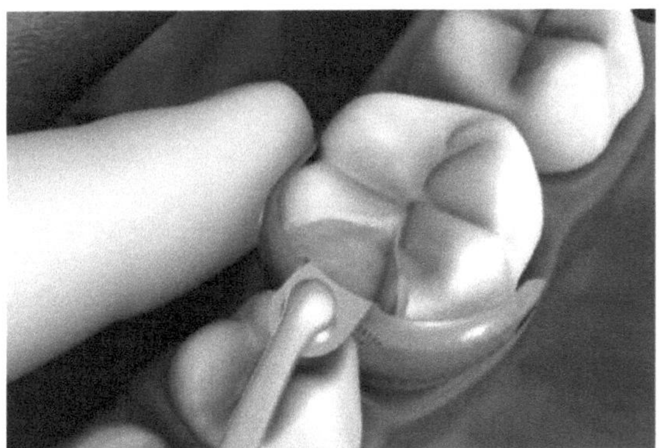

4. Selecionar o anel V4 de tamanho adequado. Utilizando uma pinça, encaixe as ranhuras no interior do anel e, em seguida, afaste a pinça para expandir o anel apenas o suficiente para que os dentes se coloquem sobre a abertura.

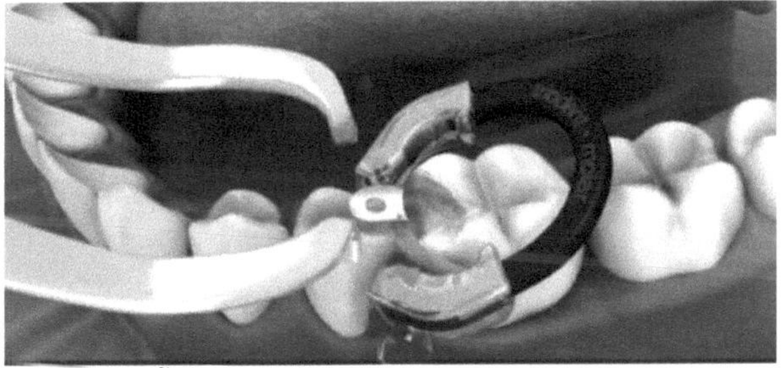

CONCLUSÃO

O sistema V4 é utilizado para restaurações proximais em pré-molares e molares. A fotopolimerização através do metal pode ser iniciada graças ao sistema de matriz ClearMetal. Além disso, a matriz contrasta bem com o dente para realçar o bordo gengival e ajudar a confirmar o selamento. As micro-janelas na matriz funcionam como uma espécie de "rampa de polimerização", aumentando progressivamente a intensidade da luz para minimizar o stress inicial e aumentar a polimerização.

SISTEMA DE MATRIZ SECCIONAL NiTin

O novo sistema NiTin™ diferencia-se da concorrência pela sua construção em anel. Criado a partir de Nitinol de fio estirado, o material é submetido a um processo de alinhamento molecular que produz qualidades de mola sem paralelo, garantindo forças de separação "como novas" mesmo após centenas de utilizações. A resiliência é reforçada com PEEK® (poliéter éter cetona), um super-plástico conhecido pela sua durabilidade, que é utilizado exclusivamente na construção do suporte e das pontas. Ao contrário do titânio de níquel não trefilado, quando comparado com outros anéis no mercado, o anel de matriz seccional NiTin™ demonstrou proporcionar uma resiliência superior e uma vida útil significativamente mais longa. Cada componente do Sistema de Matriz Seccional NiTin™ foi reinventado para melhorar o desempenho e o valor. O NiTin™ proporciona contactos consistentes e previsíveis como nenhum outro sistema.

- Anéis separadores optimizados para uma vida longa e um desempenho consistente para resultados previsíveis
- Bandas matriciais com anatomia ideal para o ajudar a recriar lentes de contacto com contornos perfeitos
- Cunhas interproximais que são firmes mas suaves para a papila sensível

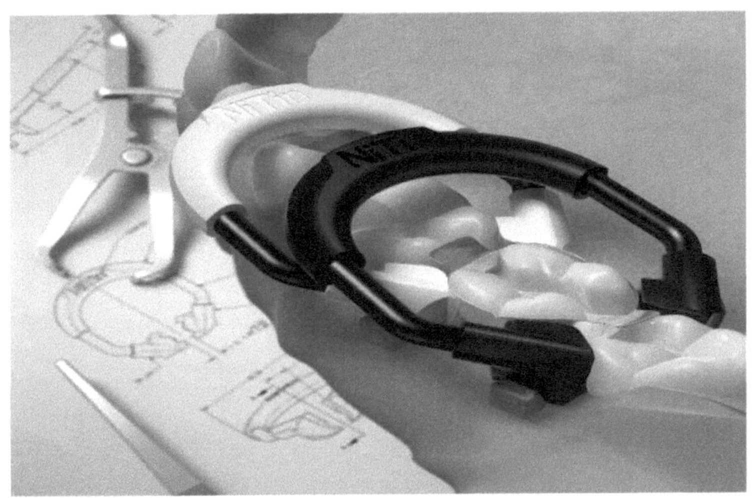

<u>TÉCNICA DE COLOCAÇÃO DO ANEL DE MATRIZ SECCIONAL DE NiTin</u>

PARA RESTAURAÇÕES DE CLASSE II

1. Colocar um dique de borracha ou um produto de isolamento semelhante. O isolamento ajuda a evitar a contaminação por fluidos creviculares, bem como a aspiração de peças pequenas.

2. Colocar a banda de matriz. Segure a patilha da banda de matriz com a pinça de banda NiTin™ ou um alicate de algodão e coloque-a interproximalmente com a superfície côncava virada para o dente a ser restaurado. Uma vez colocada, dobre a patilha para longe do dente a ser restaurado.

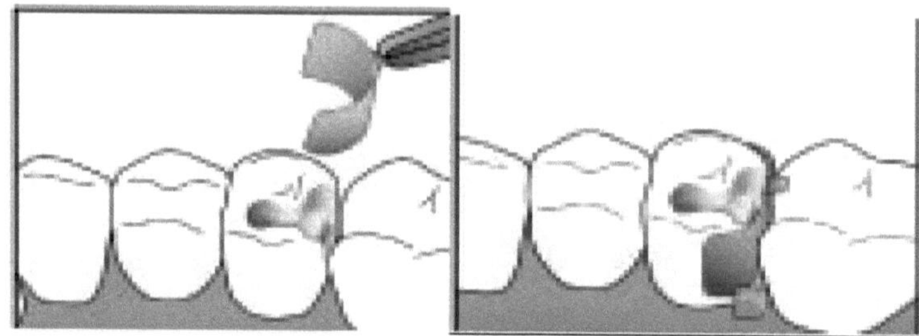

3. Colocar o anel. Encaixe o fio do anel nas ranhuras da pinça de colocação do anel NiTin™ e abra o anel apenas o suficiente para permitir a colocação no espaço interproximal. Posicione as pontas entalhadas do anel sobre a cunha, assentando-as o mais gengivalmente possível. Lixar suavemente a banda da matriz. Certifique-se de que a banda de matriz está firmemente em contacto com o dente adjacente. Colocar os materiais de restauração.

4. Aplique os materiais de restauração da sua preferência seguindo as instruções do fabricante. Remova o anel, a cunha e a banda. A remoção da banda da matriz pode exigir a utilização de uma pinça hemostática devido aos contactos apertados obtidos com o sistema NiTin™.

5. Acabamento e polimento. Utilize a sua técnica de acabamento e polimento preferida para concluir a restauração.

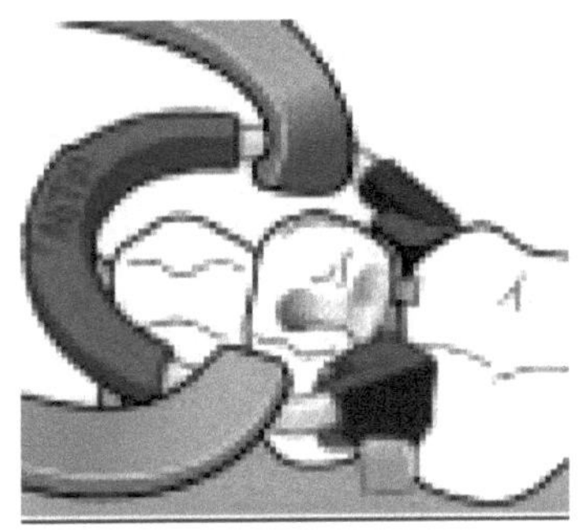

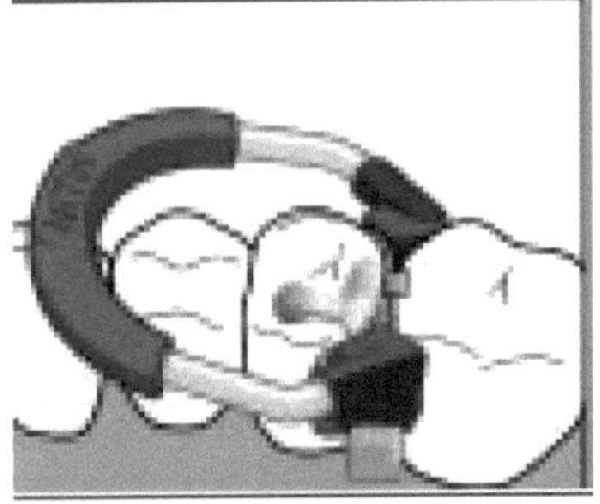

PARA RESTAURAÇÕES MODULARES

MOD's e restaurações múltiplas de dentes. Os anéis separadores NiTin™ foram concebidos de modo a que o anel preto possa ser empilhado sobre o anel branco para facilitar as restaurações MOD ou de múltiplos dentes. Coloque e calce ambas as bandas da matriz antes de colocar os anéis. Coloque primeiro o anel mesial e depois empilhe o anel distal por cima.

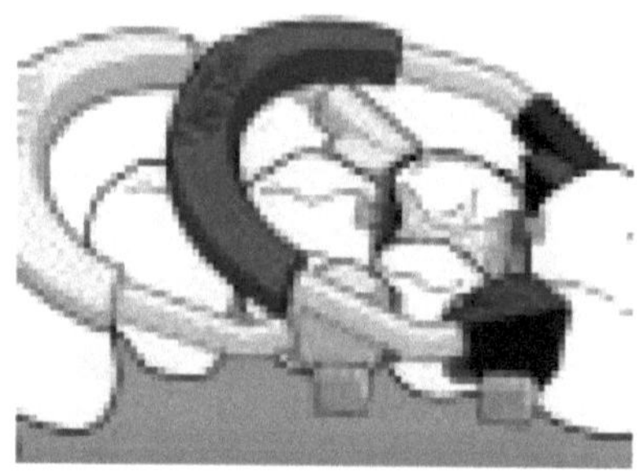

Cada componente do Sistema de Matrizes Seccionais NiTin™ foi reinventado para melhorar o desempenho e o valor. Desde os anéis separadores de Nitinol de fio estirado e matrizes de formato ideal até às cunhas extra suaves mas firmes. NiTin™ irá proporcionar contactos consistentes e previsíveis.

¡Matrix™[1] SISTEMA DE MATRIZ SECCIONAL

O sistema apresenta anéis de matriz de NiTi ultraretentivos que proporcionam um contacto antiderrapante e exercem uma força ideal de separação dos dentes. O Sistema de Matriz Seccional iMatrix oferece as configurações de kit inicial (com instrumentos), kit de introdução (sem instrumentos) e kit de recarga. O kit inicial inclui pinças para colocação de anéis de matriz, pinças, 2 anéis de matriz, bandas de matriz 3D e cunhas interproximais. As caraterísticas incluem a força ideal de separação dos dentes fornecida pelos anéis de NiTi, o design que permite o fácil empilhamento de vários anéis de retenção, trilhos de guia nos dentes que correspondem aos perfis das cunhas para melhor inserção, 2 anéis (padrão para dentes grandes e estreito para dentes pequenos); anéis que permanecem nos dentes e são empilháveis; e anéis de retenção autoclaváveis. O anel iMatrix fornece tensão suficiente para segurar a matriz e causar um ligeiro espalhamento dos dentes adjacentes. Com alguns sistemas, um desafio com a tensão é o anel saltar uma vez colocado; isso é superado com os cortes inferiores dos dentes do anel iMatrix. Este desenho de rebaixo também ajuda a reduzir o flash porque, como acontece com a maioria dos sistemas de anéis de compósito, a cunha contorna as bordas gengivais vestibulares e linguais e cria uma boa vedação na parte inferior da caixa preparada. As cunhas e anéis iMatrix são projetados para se encaixarem e trabalharem juntos para realizar isso extraordinariamente bem. O sistema iMatrix torna a colocação de restaurações posteriores em compósito previsível e eficiente. É um sistema que funciona sem compromisso.

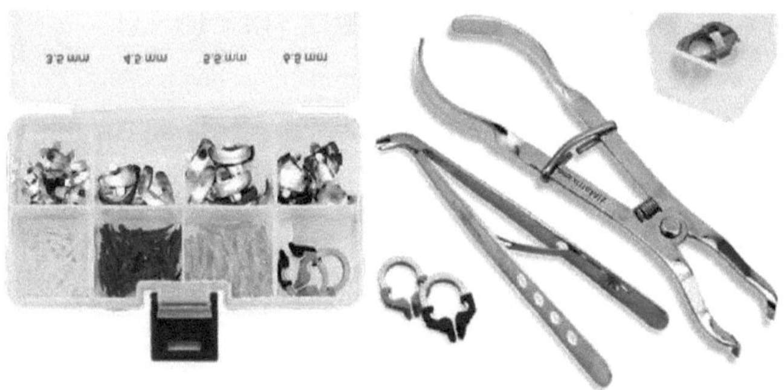

<u>Sistema de Matriz Seccional iMatrix™ Clear</u>
O sistema iMatrix™ Clear apresenta anéis de matriz de níquel-titânio (NiTi) transparentes inovadores com um design de corte inferior único que permite um melhor manuseamento e uma maior visibilidade, sendo simultaneamente suficientemente forte para evitar o deslizamento e para proporcionar uma separação consistente e ideal dos dentes. As matrizes mylar transparentes e as cunhas interproximais transparentes permitem a passagem de luz suficiente para uma cura completa e restaurações uniformes. As matrizes mylar transparentes, codificadas por cores, deixam o compósito com um acabamento mais polido e contornado do que as matrizes tradicionais de aço inoxidável, ao mesmo tempo que apresentam uma crista marginal mais pronunciada para uma forma anatómica correta. O kit inicial inclui pinças de colocação de anéis de matriz, pinças universais, 1 molar transparente e 1 pré-molar transparente com anéis de matriz NiTi, várias bandas de matriz mylar transparente, várias cunhas interproximais transparentes e um kit de polimento de compósito variado.

• 2 anéis transparentes de NiTi que proporcionam uma separação óptima dos dentes com um design rebaixado para maior visibilidade e melhor manuseamento

• Matrizes de mylar transparentes, codificadas por cores, para restaurações de passagem com rebordo marginal ideal

• Inclui um kit de polimento de compósito variado para um acabamento estético elevado de restaurações de compósito
• Cunhas transparentes fáceis de colocar que se mantêm no lugar,

proporcionando um selamento gengival superior

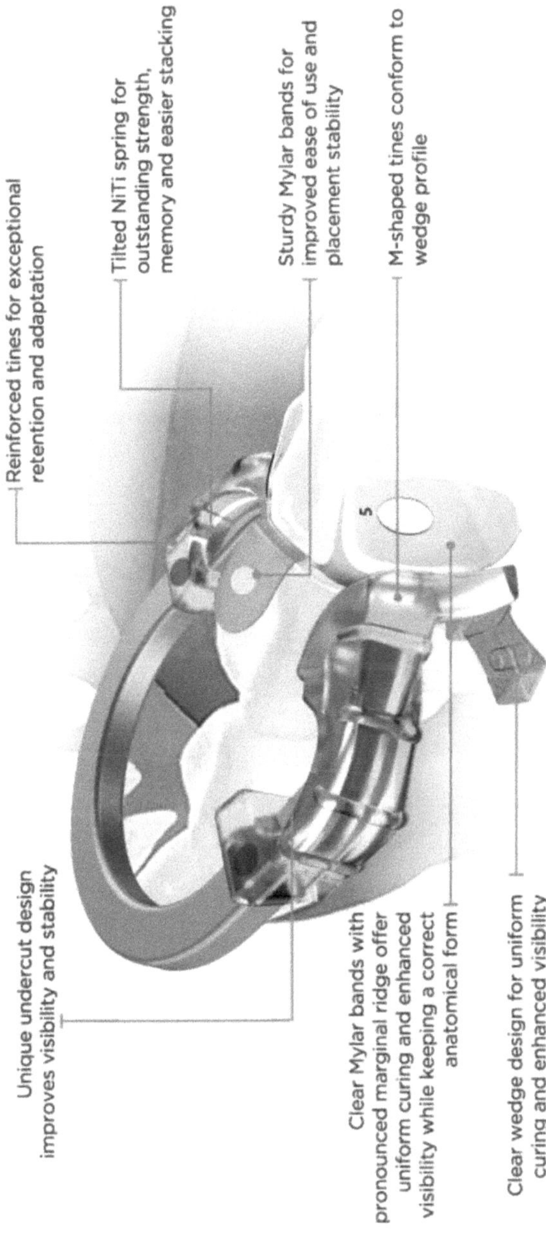

CONCLUSÃO

O sistema iMatrix torna a colocação de restaurações posteriores em compósito previsível e eficiente. É um sistema que funciona sem compromissos. Permite poupar dinheiro sem comprometer qualquer desempenho clínico, o que faz do iMatrix um sistema excecionalmente excelente que os clínicos devem considerar.

SISTEMA DE MATRIZ SECCIONAL Strata-G

O Sistema de Matriz Seccional Strata-G™ foi concebido para criar contactos apertados e anatómicos em restaurações de compósito de Classe II. As bandas de matriz seccional com contornos criam uma anatomia dentária adequada, enquanto três estilos de anéis criam a separação dentária necessária e a adaptação da banda para um contacto apertado e natural. O titânio de níquel alinhado molecularmente com fio de nitinol é forte e resiliente; os anéis são mais fáceis de abrir e mantêm a tensão durante mais tempo.

PEEK ultra-durável-aumenta a pressão de separação dos dentes e a longevidade Soft-Face™ de silicone ligado melhorado-redução máxima do fulgor com vida útil máxima.

Extensões de retenção modificadas para máxima aderência ao dente com menos impacto na gengiva.

<u>TÉCNICA DE COLOCAÇÃO DE MATRIZES PARA RESTAURAÇÕES DE CLASSE II</u>

1. Colocar um dique de borracha. O isolamento da área ajuda a evitar a contaminação por sangue e saliva. Tal como acontece com muitos procedimentos dentários, a aspiração de peças pequenas é uma preocupação válida.

2. Preparar o dente com um preparo conservador de Classe II.

3. Coloque a banda de matriz seccional Strata-G™. Selecione uma banda de matriz que mais se aproxime da altura oclusogengival do dente. A Grab-Tab deve ser orientada na direção da margem oclusal e pode ser dobrada sobre o dente adjacente após a colocação.

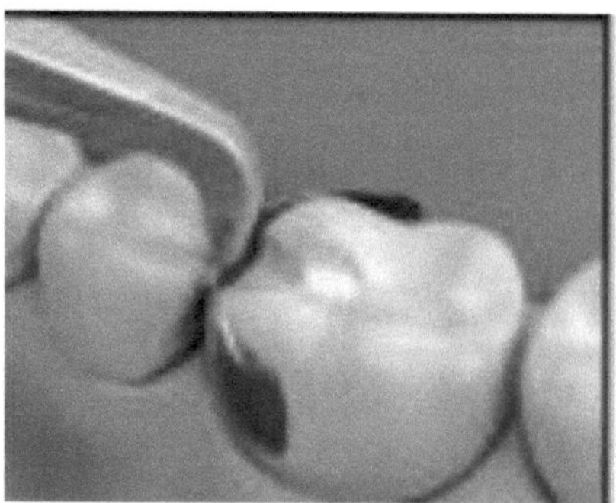

4. Inserir a cunha Strata-G™. Mantenha um dedo sobre a banda da matriz para evitar que a cunha desloque a banda durante a inserção. Coloque a cunha com firmeza, uma resina de alta viscosidade embalada no preparo pode deslocar a banda para longe do dente.

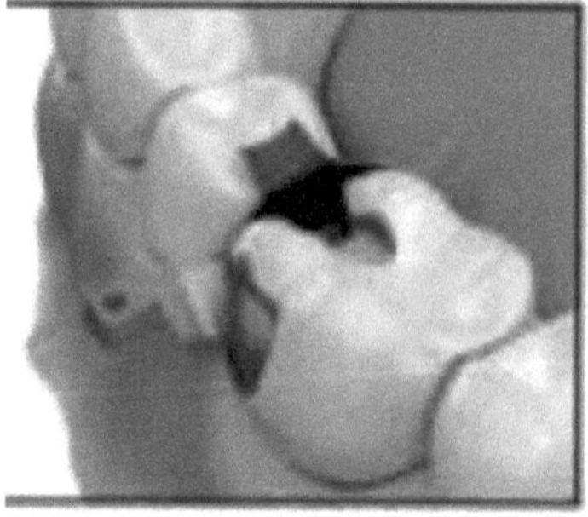

6. aplicar o anel de retenção Strata-G™ Soft Face™. Selecione um anel de retenção que seja apropriado para a embrasura e o dente a ser restaurado.

Espalhe-o com a pinça de colocação de anel Garrison Premier e coloque-o sobre a cunha. Empurre a banda matriz firmemente em contacto com o dente adjacente na área de contacto pretendida.

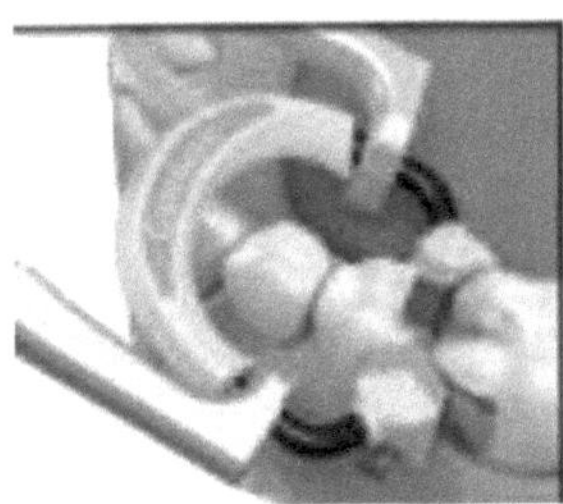

As versões com ponta laranja e azul dos anéis Strata-G™ Soft-Face são anguladas para permitir o empilhamento de anéis para efetuar M.O.D.s e restaurações de múltiplos dentes. Em alternativa, a pinça de anel Garrison Premier permite a colocação inversa, ou em "borboleta", do anel distal.

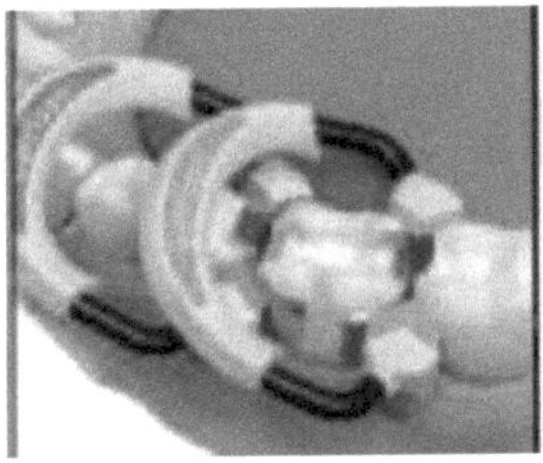

CONCLUSÃO

O Sistema de Matriz Seccional Strata-G™ foi concebido para criar contactos apertados e anatómicos em restaurações de compósito de Classe II. As bandas de matriz seccional com contornos criam uma anatomia dentária adequada, enquanto três estilos de anéis criam a separação dentária necessária e a adaptação da banda para um contacto apertado e natural.

SISTEMA DE MATRIZ TUDO NUM SÓ MetaFix™

Com o seu inovador sistema integrado de aperto/abertura, a matriz All-In-One MetaFix é a solução perfeita para obturações de compósito de Classe II - MO/OD/MOD na zona posterior.

Caraterísticas:

* Aplicação/remoção única e rápida.

* Sistema de fixação integrado para um aperto fácil e estável.

* Mecanismo de libertação integrado para uma remoção rápida e simples.

* Forma contornada para um controlo perfeito do ponto de contacto.

* Desenho anatómico para uma melhor adaptação cervical e profundidade da cavidade. Vantagens Estão disponíveis três tamanhos para uma melhor adaptação marginal a qualquer dente posterior.

* Criação fácil do ponto de contacto e de uma restauração anatómica.

* Não são necessárias ferramentas adicionais, desinfeção ou limpeza.

* Não são necessárias saliências nem acabamentos extensos.

* Sistema de matriz de luz para um excelente conforto do doente e uma melhor visibilidade da área de trabalho.

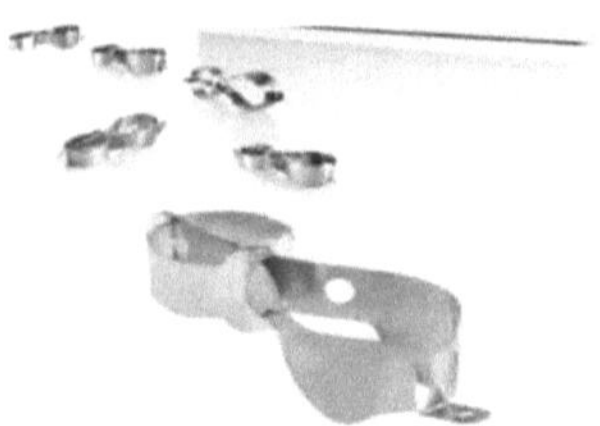

TÉCNICA DE COLOCAÇÃO DO SISTEMA MATRICIAL METAFIX

1. selecionar o tamanho de matriz adequado. Ajustar o anel de fecho, se necessário.

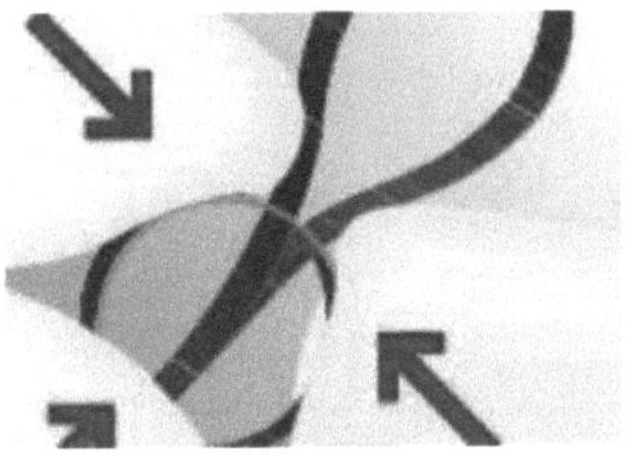

2. Posicione a matriz no dente e deslize-a cervicalmente.

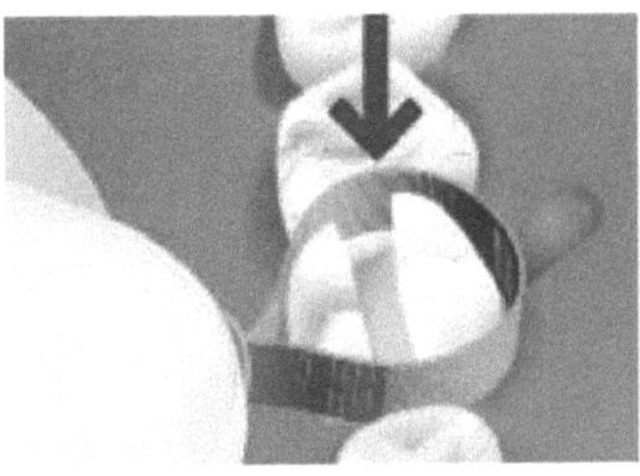

3. Aperte o anel de fecho, na direção da superfície do dente, até a matriz ficar apertada.

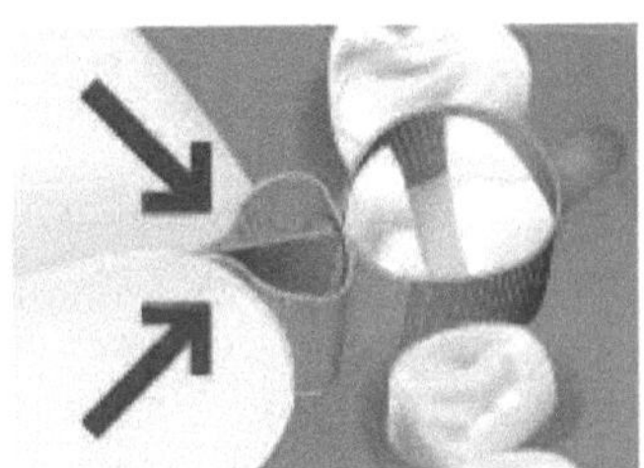

4. Inserir as cunhas conforme adequado, mantendo a matriz na posição correta e

estável.

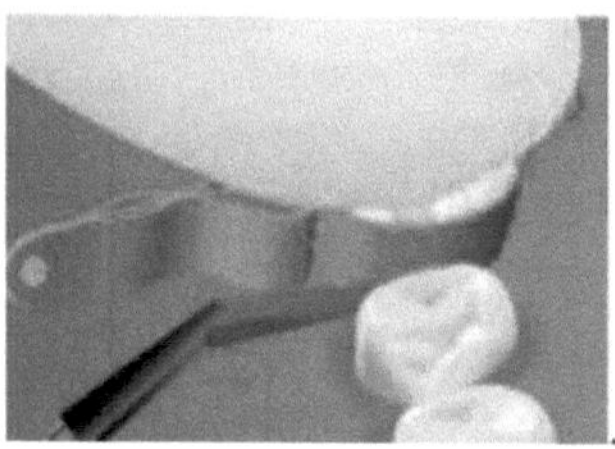

5. Introduzir a ponta de uma sonda ou de outro instrumento na tira de remoção com a ponta orientada horizontalmente, assegurando que não aponta para os tecidos duros ou moles.

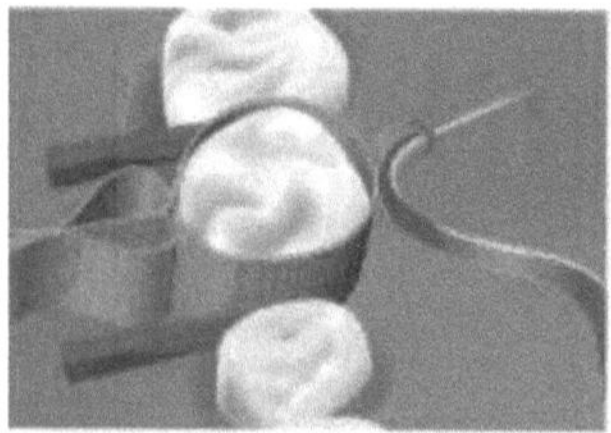

6. Puxar a fita de rasgar na direção vertical, mantendo a matriz no lugar com o dedo, se necessário.

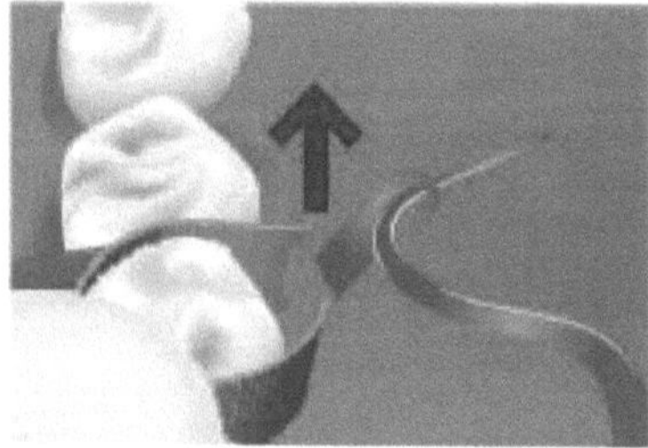

7. Remover a matriz aberta do lado bucal.

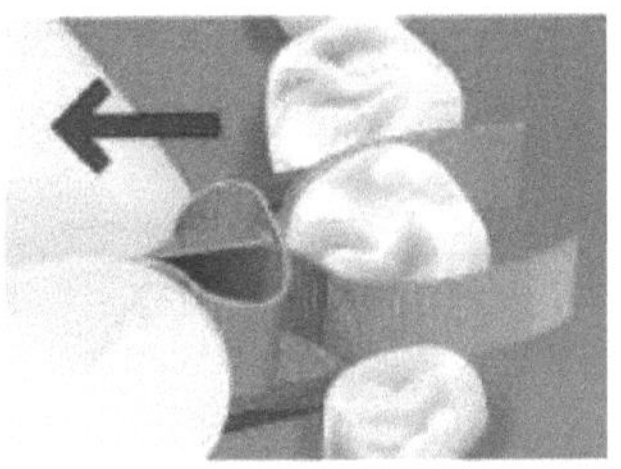

8. Retirar as cunhas e verificar o ponto de contacto.

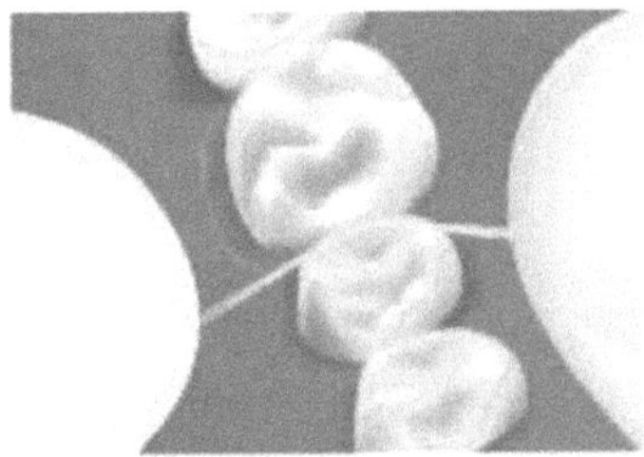

CONCLUSÃO

O sistema de matriz MetaFix permite a criação fácil de pontos de contacto e uma restauração anatómica. Tem um tamanho contornado para um controlo perfeito dos pontos de contacto e um desenho anatomicamente ajustado para uma melhor adaptação cervical e do pavimento da cavidade, eliminando assim a necessidade de retoques extensos.

SISTEMA DE RETENÇÃO 3M ESPE SECTIONAL MATRIX PLUS

O Sistema de Retentores 3M ESPE Sectional Matrix Plus baseia-se no excelente desempenho do Sistema 3M ESPE Sectional Matrix original. Composto por novos anéis mais resistentes e novas bandas de maior comprimento e com contornos anatómicos, o Sistema de Retentores 3M ESPE Sectional Matrix Plus proporciona o melhor poder de separação de dentes da sua classe e fornece um sistema que proporciona contactos apertados e previsíveis em compósitos posteriores de Classe II. Além disso, com as novas cunhas interproximais 3M ESPE, anatomicamente concebidas para imitar a anatomia interproximal e eliminar as zonas planas, garante uma excelente adaptação e selagem proximal, ao mesmo tempo que é suave para a papila. As novas bandas Sectional Matrix Plus são anatomicamente contornadas para proporcionar um contacto preciso na altura natural do dente e estão agora disponíveis em 5 tamanhos convenientes:

-Faixas pequenas para bicúspides e molares pequenos

-Faixas pequenas alargadas para bicúspides e molares pequenos com preparações cervicais profundas.

-Bandas molares de tamanho médio Bandas padrão para a maioria das preparações molares

-Faixas grandes para preparações cervicais profundas

As caraterísticas do anel incluem:

-A melhor força de separação de dentes da sua classe

-Os anéis de aço inoxidável reforçado demonstram agora quase o dobro da força de separação dos dentes.

-Maior resiliência do anel: O novo molde de plástico proporciona um reforço adicional, evita a deformação do anel e aumenta a sua vida útil.

-Excelente poder de preensão: As pontas dos dentes polidas para uma preensão superior minimizam

anel de mola

-Colocação fácil: As pontas dos dentes mais pequenas permitem uma colocação fácil, menos clarões, menos limpeza

para cima

-Versátil: Dois comprimentos de dentes com código de cores para facilitar a identificação

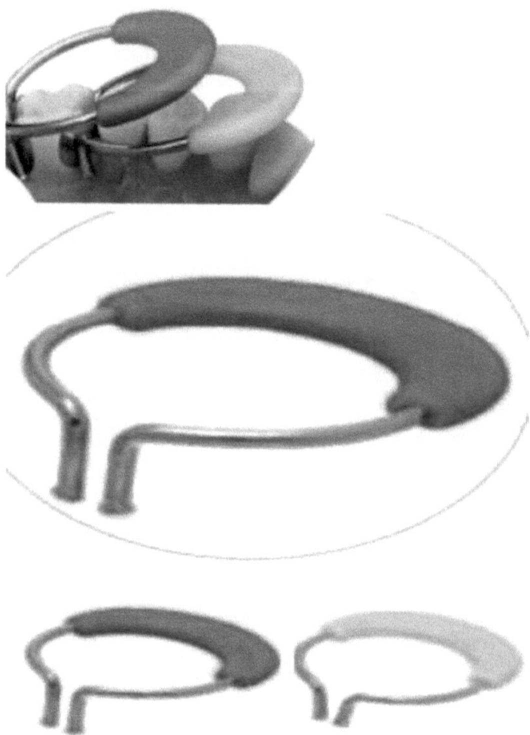

Two tine lengths — standard (yellow) for single restorations; long tines (blue) for MOD or multiple tooth restorations.

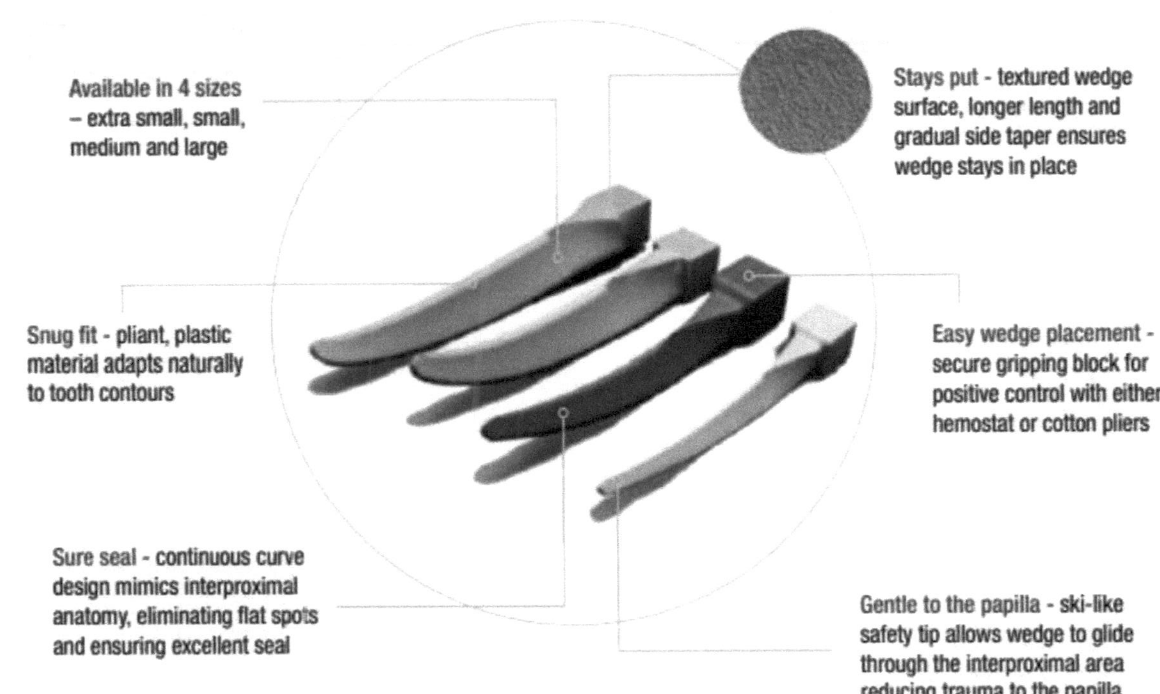

Available in 4 sizes – extra small, small, medium and large
Stays put - textured wedge surface, longer length and gradual side taper ensures wedge stays in place
Snug fit - pliant, plastic material adapts naturally to tooth contours
Easy wedge placement - secure gripping block for positive control with either hemostat or cotton pliers
Sure seal - continuous curve design mimics interproximal anatomy, eliminating flat spots and ensuring excellent seal
Gentle to the papilla - ski-like safety tip allows wedge to glide through the interproximal area reducing trauma to the papilla

SISTEMA DE RETENÇÃO

1. O dente é preparado. A banda é colocada e calçada.

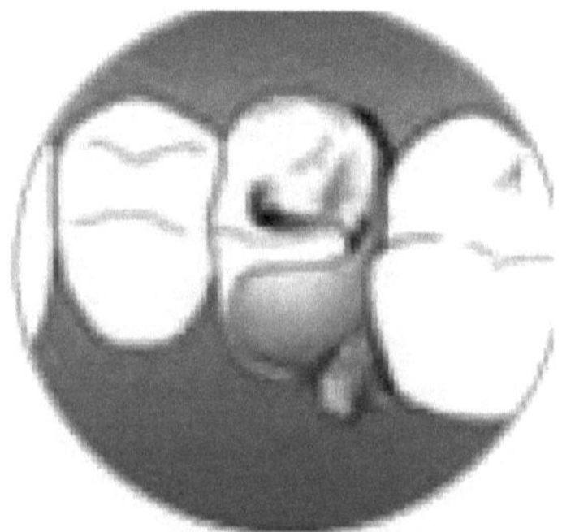

2. O G-Ring é colocado com uma pinça de colocação de anéis.

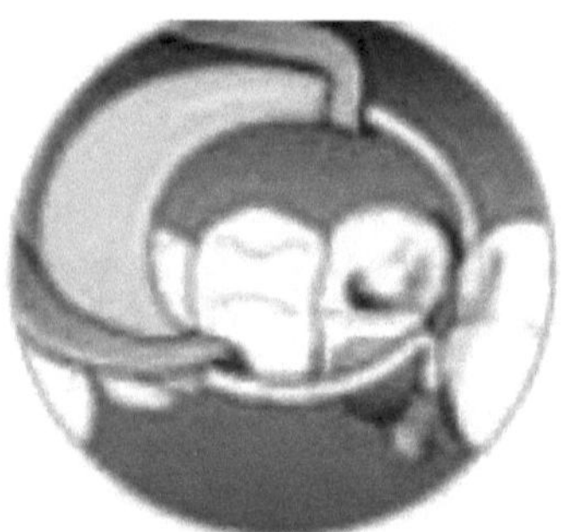

3. Os dentes G-Ring são colocados no topo da cunha para preparações

conservadoras. A banda é polida contra o dente adjacente. O dente é preenchido.

O G-Ring, a cunha e a banda são removidos.

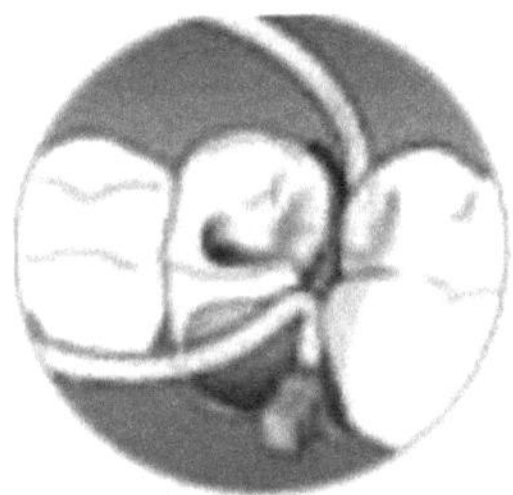

4. Os anéis G MOD Restorations com dentes longos (azuis) permitem a colocação sobre anéis G normais (amarelos) sem interferência.

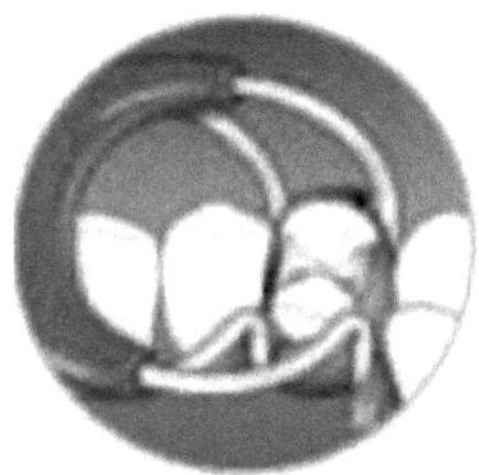

<u>CONCLUSÃO</u>

O Sistema de Retenção Seccional Matrix Plus e as Cunhas Interproximais são uma combinação perfeita para contactos de Classe II apertados, precisos e previsíveis. Têm um contorno natural, bandas mais compridas para uma colocação mais fácil e aberturas largas.

MATRIZ SECCIONAL WagoTrix

O Kit de Introdução de Matrizes Seccionais WagoTrix foi concebido e extensivamente testado clinicamente por clínicos líderes da indústria, resultando na nova referência para restaurações posteriores de compósito de Classe II.

Anel universal WagoTrix:-

Com os anéis universais WagoTrix, fabricados com material reforçado, não é necessário preocupar-se com a duração de vida dos anéis - basta eliminá-los após cada utilização e começar com um novo anel em cada restauração.

As vantagens do WagoTrix Universal Ring incluem -

- O material reforçado patenteado elimina o risco de rutura ou de desprendimento, ao contrário dos anéis metálicos;

- Resistência excecional que resulta na garantia de forças de separação e estabilidade óptimas em todas as ocasiões;

- Proporciona sempre contactos perfeitos e apertados;

- Descartável - higiénico e elimina o incómodo de limpar e autoclavar os anéis;

- Empilhável para restaurações simultâneas;

- Poupa tempo e dinheiro em comparação com os anéis de NiTi ou de metal; e

- Não há risco financeiro de perder ou danificar o anel.

Cunhas WagoTrix:-

As cunhas WagoTrix estão disponíveis em 3 tamanhos práticos - pequeno (branco), médio (dourado) e grande (cor-de-rosa). Cada embalagem contém 100 cunhas.

- Caraterísticas anatómicas, rígidas e adaptativas para obter um selamento perfeito na margem gengival;

- O design é suave para a gengiva e o dique de borracha; e

- Empilháveis e podem ser colocadas sem retirar o anel para uma melhor
  vedação da caixa com facilidade.

O design exclusivo dos entalhes no centro da cunha permite que a cunha se adapte após a colocação, permitindo um selamento superior da margem gengival.

Pinça de anel WagoTrix:-

As pontas da pinça de anel WagoTrix foram concebidas para se adaptarem perfeitamente ao anel universal WagoTrix de forma segura e estável durante a colocação do anel. A corrediça de bloqueio e os entalhes permitem uma utilização segura. As pinças espalham facilmente os anéis com menos fadiga da mão - mesmo quando colocados em molares maiores.

Suporte de pinos WagoTrix:-

Os suportes de pinos WagoTrix foram concebidos para se adaptarem perfeitamente aos orifícios da banda de matriz WagoTrix e da cunha WagoTrix para tornar a colocação e a remoção da banda de matriz e da cunha fáceis, seguras e estáveis. O design cruzado permite que os porta-pinos sejam excecionalmente fortes e agarrem passivamente a matriz durante a colocação ou remoção. A ponta dourada permite uma fácil localização dos pinos.

- Colocação de cunhas e matrizes: Tanto as cunhas como as matrizes podem ser colocadas com precisão e pré-carregadas utilizando os Pin-Holders. Quando utilizar os Pin-Holders, aperte-os na parte de trás para os abrir e perto da ponta para aumentar a pressão sobre as pontas.

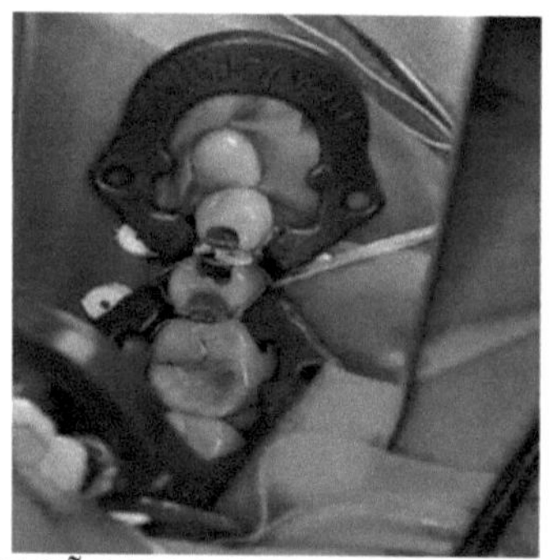

<u>TÉCNICA DE COLOCAÇÃO DA MATRIZ WAGOTRIX</u>

1. Colocação da pré-borda

Após a colocação e preparação do dique de borracha, selecionar a cunha de tamanho adequado e colocá-la interproximalmente na superfície vestibular ou lingual. A colocação prévia de uma cunha permite a pré-separação e facilita a aplicação da matriz.

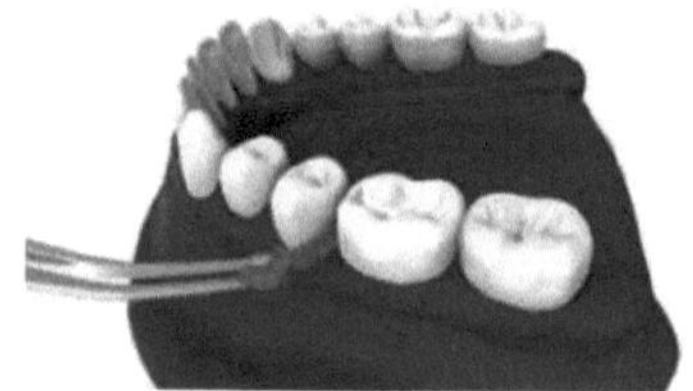

2. Colocação da matriz.

Selecionar a matriz com base na altura oclusogengival aproximada. Colocar os pinos do Pin-Holder nos orifícios correspondentes da matriz, com o lado dourado visível, para desencaixar facilmente o instrumento quando a matriz estiver colocada. Retirar ligeiramente a pré-cunha antes de inserir a matriz e reinserir a cunha quando a matriz estiver colocada.

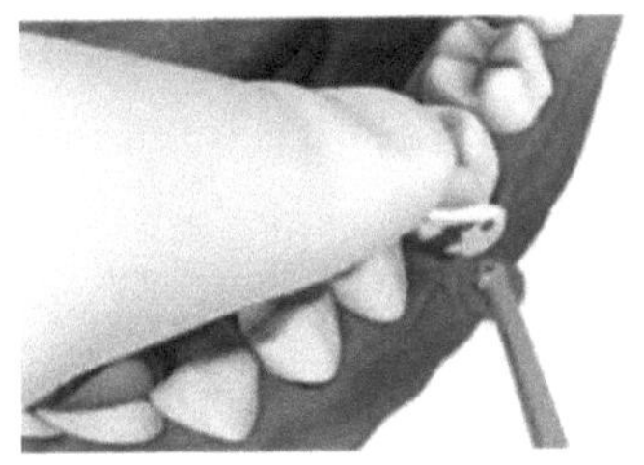 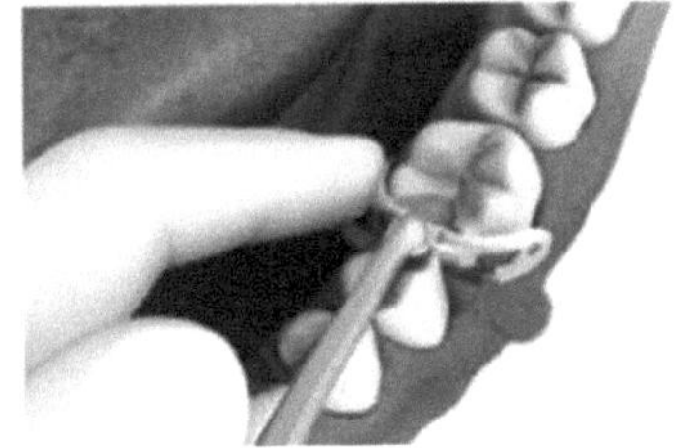

3. Colocação do anel WagoTrix™

Utilizar a pinça de anel para agarrar e expandir ligeiramente o anel. Colocar cuidadosamente o anel o mais baixo possível, com os dentes do anel perto da margem gengival e a encostar a(s) cunha(s).
Para libertar o anel da pinça de anel, coloque um dedo e pressione a patilha da

matriz para evitar qualquer movimento indesejado.

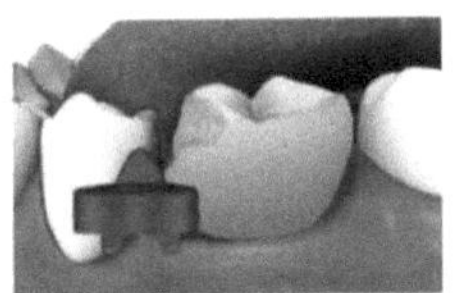 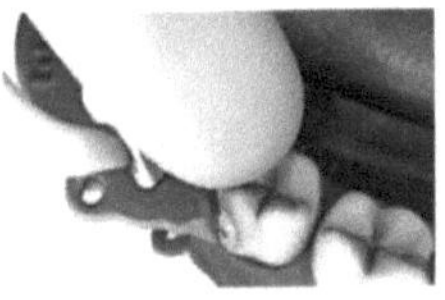 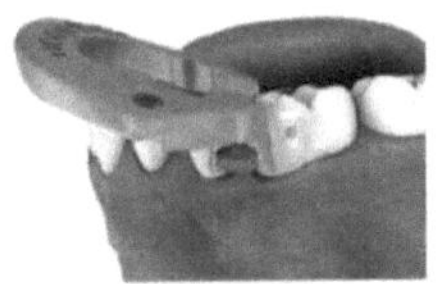

Cunha dupla: O sistema WagoTrix™ permite a inserção de uma segunda cunha, para evitar qualquer fuga, a ser colocada do lado oposto sem remover o anel. A segunda cunha deve ser inserida por baixo da primeira cunha.

Colocação mesial e distal do anel: O anel pode ser colocado mesialmente e/ou distalmente para um melhor acesso, como é o caso da restauração MOD.

Colocação de anéis de dois mesiais: O anel WagoTrix™ pode ser empilhado um sobre o outro para um melhor acesso, como é o caso da restauração MOD.

4. Efetuar o restauro:

Proceda ao preenchimento de toda a preparação da cavidade com Wagofl™ Zirconium Composite, ou com o material compósito pretendido.

5. Remoção do WagoTrix™

Remova o anel com a pinça de anel, remova a(s) cunha(s) com o porta-pinos, separe a matriz do compósito com um instrumento de lâmina fina, empurrando o instrumento para dentro da abertura. Dobrar as asas da matriz para trás e polimerizar o compósito novamente a partir das superfícies vestibular e lingual. Remova a matriz com o Pin-Holder; agarre um dos orifícios da matriz com o Pin-Holder e retire a matriz com cuidado. Se necessário, pode utilizar outro Pin-Holder no lado "oposto" da matriz e deslocar a matriz para trás

e para a frente, ou para cima, até se soltar.

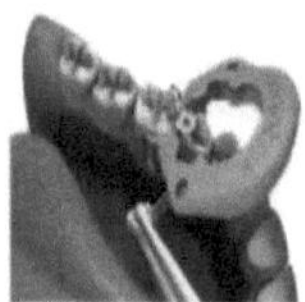 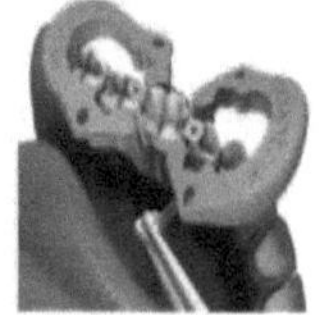 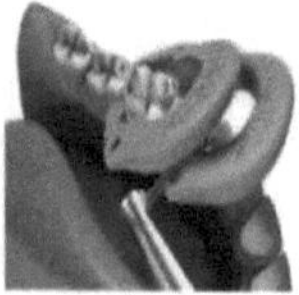 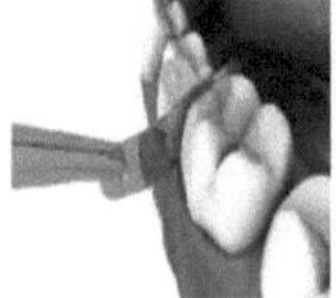

CONCLUSÃO

O WagoTrix da GoldenDent é a solução para o problema dos anéis metálicos de Classe II partidos, segundo a empresa. Com ele, os clínicos podem utilizar um novo anel em cada procedimento, o que resulta na garantia de forças de separação e estabilidade óptimas, ao mesmo tempo que proporciona contactos perfeitos e apertados.

SISTEMA MATRICIAL SECCIONAL PREMIER X5

O Sistema de Matriz Seccional Premier X5 é um sistema de matriz seccional de 5 componentes completo e de alta qualidade, concebido para obter restaurações precisas de compósito de Classe 2 com contornos suaves e contactos interproximais consistentes. Fabricado a partir de uma resina patenteada, o anel X5 proporciona uma força de separação comparável à dos anéis metálicos e oferece um valor excecional - especialmente quando se muda de sistemas de anéis NiTi dispendiosos. O sistema X5 inclui 10 anéis (mais sacos de recarga de 35 disponíveis), assegurando uma instalação rápida - sem ter de esperar por anéis metálicos esterilizados ou preocupar-se com corrosão, danos ou perda de anéis metálicos dispendiosos.

- Anéis de resina fortes e patenteados - reutilizáveis até 5 ciclos de autoclave

- Matrizes com forma anatómica - contorno adequado + contactos apertados

- Compatível com cunhas e matrizes de outros sistemas

- Fácil de utilizar em comparação com os retentores do tipo Tofflemire

- Preço correto para um valor excecional

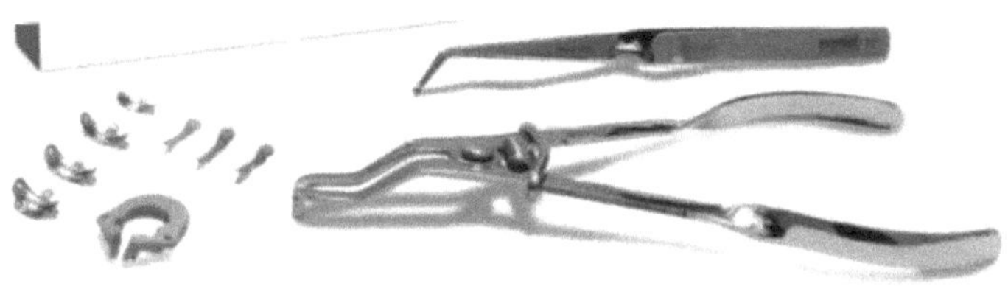

TÉCNICA DE COLOCAÇÃO DA MATRIZ SECCIONAL PREMIER X5
1.Colocação da matriz.

Selecionar a matriz com base na altura oclusogengival aproximada. Colocar as pontas do Pin-Holder nos orifícios correspondentes da matriz, com o lado dourado visível, para desencaixar facilmente o instrumento quando a matriz estiver no sítio. Quando colocar a matriz antes da cunha, coloque um dedo na zona oclusal da matriz para a manter no lugar e evitar que se desloque, ou utilize o Pin-Holder para fixar a matriz e prossiga com a colocação da cunha.

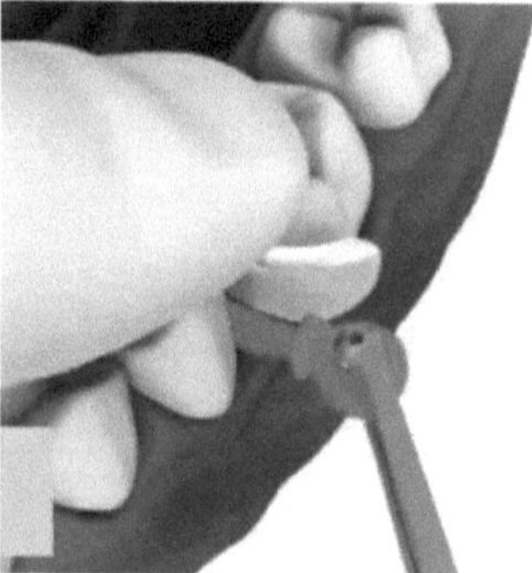

2.	Dobrar a patilha da matriz na direção do interior para introduzir a matriz apicalmente no sulco gengival e ajustar a matriz à altura adequada para obter o benefício ideal do contorno da matriz.

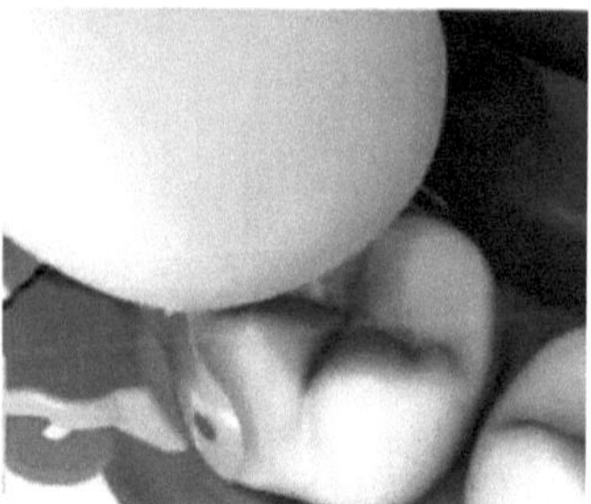

3.	Colocação do anel Premier X5™. Utilize a pinça de anel para agarrar e expandir ligeiramente o anel. Coloque cuidadosamente o anel o mais baixo possível, com os dentes do anel perto da margem gengival e a encostar a(s) cunha(s).

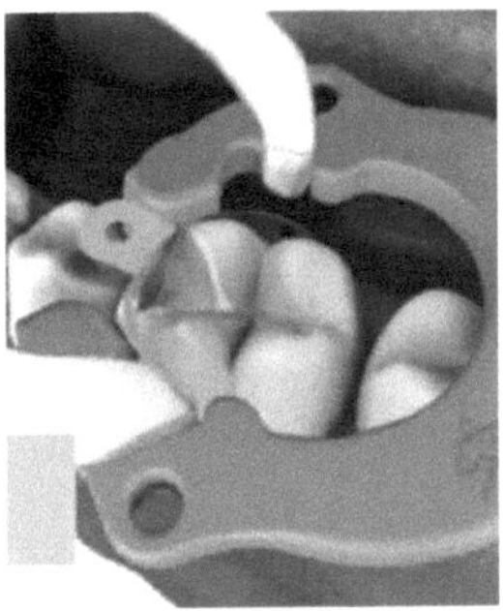

4.   Solte o anel da pinça de anel, coloque um dedo e pressione a patilha da matriz para evitar qualquer movimento indesejado.

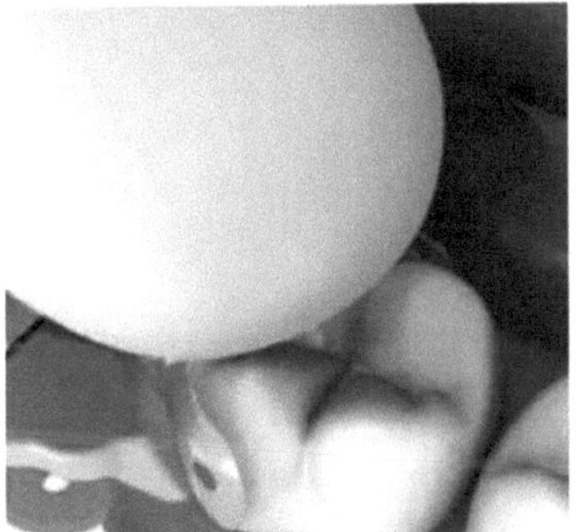

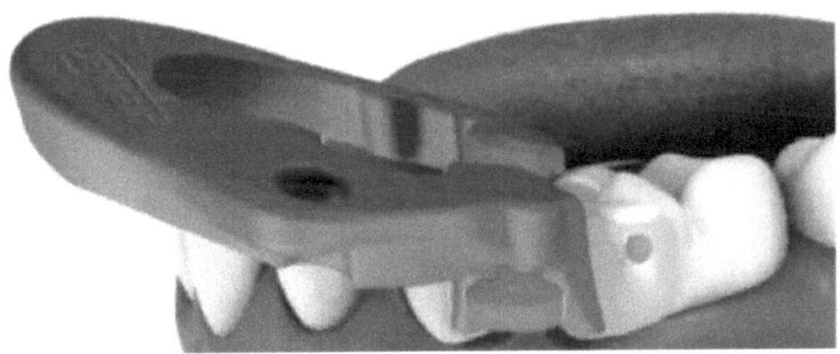

Dupla cunha: O sistema Premier X5™ permite a inserção de uma segunda cunha, para evitar fugas, a ser colocada do lado oposto sem retirar o anel. A segunda cunha deve ser inserida por baixo da primeira cunha.

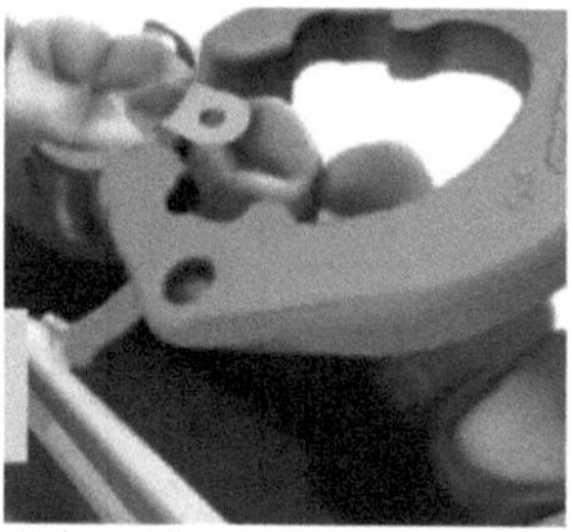

Colocação mesial e distal do anel: O anel pode ser colocado mesialmente e/ou distalmente para um melhor acesso, como é o caso da restauração MOD.

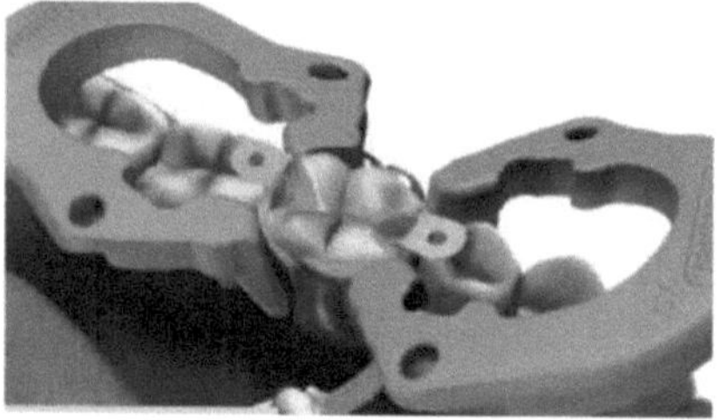

Colocação do anel mesial duplo: Os anéis Premier X5™ podem ser empilhados uns sobre os outros para um melhor acesso, como é o caso da restauração MOD.

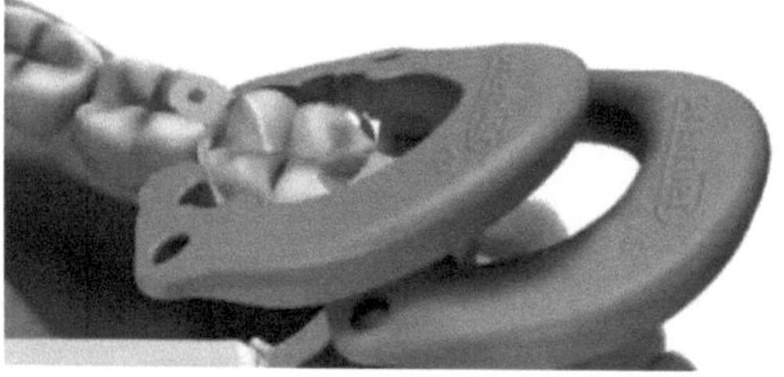

Remoção do Premier X5™:
Remova o anel com a pinça de anel, remova a(s) cunha(s) com o porta-pinos, separe a matriz do compósito com um instrumento de lâmina fina, empurrando o instrumento para dentro da abertura. Dobrar as asas da matriz para trás e polimerizar o compósito novamente a partir das superfícies vestibular e lingual.

Remover a matriz com o Pin-Holder; agarrar um dos orifícios da matriz com o Pin-Holder e retirar suavemente a matriz.

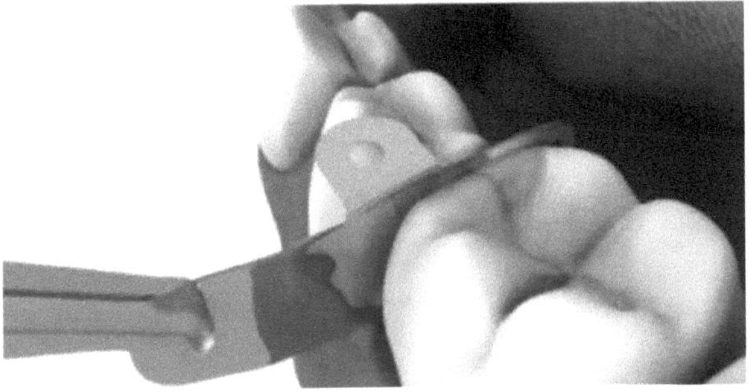

<u>CONCLUSÃO</u>
O anel Premier X5 tem uma resistência excecional para uma força de separação e estabilidade ideais para proporcionar contactos interproximais perfeitos e apertados. Ao contrário dos retentores Tofflemire que são difíceis de posicionar, deixam maus contactos e causam desconforto ao paciente, o Sistema de Matriz Seccional Premier X5 é fácil de utilizar e tem um preço que é apenas uma fração dos dispendiosos sistemas de anéis NiTi.

CONCLUSÃO

A importância dos contornos e contactos adequados de uma restauração não pode ser subestimada. Isto melhora a oclusão correta e uma boa saúde periodontal, ao mesmo tempo que evita a saliência gengival. As evoluções nas formulações dos materiais, os aperfeiçoamentos nas técnicas de inserção e no armamentário e a substituição gradual da amálgama dentária por resina composta fizeram avançar a ciência da tecnologia de restauração posterior de colocação direta. A resina composta substituiu a amálgama dentária como material de restauração posterior de eleição, embora o profissional ainda se depare com desafios persistentes, principalmente devido às propriedades do material e ao armamentário. A utilização de técnicas de restauração mais tradicionais em conjunto com os materiais actuais pode levar ao insucesso clínico e à diminuição da longevidade destas restaurações. Como resultado das complexidades envolvidas na colocação de resina composta na dentição posterior, surgiram novos desenvolvimentos na tecnologia de sistemas de matriz, tais como melhorias no desenho da matriz e técnicas de separação interdentária. Estas inovações permitiram ao dentista obter as superfícies de contacto proximais mais vantajosas e contornos anatomicamente corretos. A execução de uma restauração direta posterior em compósito com contactos e contornos ideais já não é uma tarefa complicada. Várias empresas dentárias criaram uma vasta gama de produtos que pretendem reproduzir os contactos e contornos naturais perdidos. Com os produtos e técnicas acima mencionados, este não parece ser um objetivo intangível. O matriciamento é um passo vital durante a colocação de diferentes restaurações. Dependendo da viabilidade, conhecimentos e competências, cabe ao operador decidir o sistema de matriz adequado para corroborar os compósitos com contactos e contornos naturais e, finalmente, melhorar a longevidade das restaurações de compósito. A seleção da matriz deve basear-se na sua facilidade de utilização e eficiência para proporcionar os contactos e contornos ideais.

REFERÊNCIAS

1. Markose D. Restaurar os contactos proximais dos dentes. IOSR J Dent Med Sci. 2017 Jun;16:46-9.

2. Sibner JA. A Evolução dos Sistemas de Matrizes para Restaurações de Compósitos.

3. Sturdevant's art and science of operative dentistry,7th edition

4. Owens BM, Phebus JG. Uma revisão baseada em evidências dos sistemas de matrizes dentárias. Gen Dent. 2016 Sep 1;64(5):64-70.

5. Shaalan OO. Avaliação dos sistemas de bandas de matriz para restaurações proximais posteriores entre dentistas egípcios: um inquérito transversal. Ata Stomatologica Croatica. 2020 Dec;54(4):392.

6. Bailey O. Soluções de matrizes seccionais: a verdade distorcida. British Dental Journal. 2021 Nov 12;231(9):547-55.

7. Peumans M, Venuti P, Politano G, Van Meerbeek B. Protocolo eficaz para restaurações posteriores diretas de compósito de alta qualidade. A anatomia interdentária da restauração de compósito de classe 2. *JAdhes Dent.* 2021;23:21-34.

8. Marzouk M.A, Simonton A.L, Gross R.D: Dentisteria Operatória, Teoria e Prática Moderna, 1997

9. Jackson RD. Restaurações de resina composta de classe II: mais rápidas, mais fáceis, previsíveis. British dental journal. 2016 Nov 18;221(10):623-31.

10. Catálogo do sistema de matriz seccional Palodent plus

11. Yong W, Zhang RQ. Um estudo clínico do sistema de matriz de dentes posteriores Palodent. Hua xi kou Qiang yi xue za zhi= Huaxi Kouqiang Yixue Zazhi= West China Journal of Stomatology. 2009 Feb 1;27(1):44-8.

12. Kumari S, Raghu R, Shetty A, Rajasekhara S, Padmini SD. Avaliação morfológica do perfil da superfície, do diâmetro mesiodistal e da tensão de contacto das restaurações de compósito de Classe II utilizando três sistemas de matrizes: Um estudo *in vitro*. J Conserv Dent. 2023 Jan-Fev;26(1):67-72.

13. Catálogo de bandas de matrizes convexi-ts2™ convexas tofflemire™

14. Abbassy KM, Elmahy WA, Holiel AA. Avaliação da tensão de contacto proximal em restaurações de resina composta de classe II utilizando diferentes instrumentos de formação de contacto: um ensaio clínico controlado e aleatório de 1 ano. BMC Oral Health. 2023 Oct 7;23(1):729

15. Hussien, A.O.T., Ibrahim, S.H., Essa, M.E.S. *et al.* Restauração do triângulo negro com matriz bioclear versus método convencional de matriz de celuloide: um ensaio clínico aleatório. *BMC Oral Health* **23**, 402 (2023).

16. Catálogo do sistema de matriz Bioclear

17. Rao M, Vanamala N, Prasad BK, Rao HM. Seccionamento através de técnicas de matriciamento seccional: Uma Avaliação Comparativa In-Vivo da Sensibilidade Pós-Operatória.

18. Urkande NK, Mankar N, Nikhade PP, Chandak M, Ikhar A, Patel A. Sistemas de matriz anterior para restaurações de compósito: A Review. Cureus. 2023 Abr 4;15(4):e37145

19. Clark D. Os sete pecados mortais das restaurações tradicionais de Classe II. Dent Today. 2017 Jan 1;36(01):119-21.

20. Asif M, Khattak I, Qureshi A, Zain M, Aslam N, Khan MI. Comparação entre dois tipos de sistemas de matriz para o aperto de contacto em restaurações de compósito de classe II. J Ayub Med Coll Abbottabad. 2023 Abr-Jun;35(2):253-258.

21. Catálogo do sistema de matriz seccional de força dupla

22. Index M, Leaders CE. Restaurações diretas excepcionais: Novos diagnósticos, materiais compósitos e anéis seccionais Dr. Todd Snyder 1 de dezembro de 2018 8 Mins read 1.2 k Views.

23. Dindukurthi MK, Setty JV, Srinivasan I, Melwani AM, Hegde KM, Radhakrishna S. Restauração de contactos proximais em molares primários cariados utilizando três sistemas de matrizes diferentes em crianças com idades compreendidas entre os 5 e os 9 anos: Um estudo in vivo. Jornal Internacional de Odontopediatria Clínica. 2021 Jan;14(1):70.

24. Patel F, Chokshi P, Patel M, Bhatt R, Patel U. Avaliação da eficácia clínica e do conforto do paciente utilizando três sistemas de matrizes diferentes para restaurar lesões de duas superfícies em molares primários: Um estudo in vivo. Jornal de Medicina da Vida Costeira. 2023 maio 29;11:491- 500.

25. Catálogo da série Fender-mate

26. Stutman D. Conseguir um contacto apertado em grandes restaurações posteriores de compósito utilizando um sistema de matriz seccional com bandas de matriz pré-contornadas: Composi-Tight™.

27. Loomans BA, Opdam NJ, Roeters FJ, Bronkhorst EM, Huysmans MC. Técnicas de restauração e saliência marginal em restaurações de resina composta de Classe II. Journal of Dentistry. 2009 Sep 1;37(9):712-7.

28. Catálogo de anéis de matriz de fusão 3-d estanques Composi-tight

29. Boksman L. Sistemas de matriz e a resina composta de Classe II. Saúde Oral. 2010 Nov 1:2834.

30. Catálogo Reel matrix tofflemire

31. Tam C. O sistema de matriz seccional Garrison Composi-Tight® 3D XR: Força e inovação.

32. Dent IJ. Que sistema de matriz é usado principalmente para dentes decíduos? Int J Clin Pediatr Dent. 2021 Nov;14(6):748-51.

33. Catálogo de matrizes metálicas de pinças

34. Bhatia HP, Sood S, Sharma N, Singh A, Rajagopal V. Avaliação comparativa da eficiência clínica e aceitabilidade do paciente relativamente à utilização de matriz circunferencial e matriz seccional para restauração de cavidades de Classe II em molares primários: um estudo in vivo. Jornal Internacional de Odontopediatria Clínica. 2021 Nov;14(6):748.

35. Catálogo do sistema de matrizes seccionais Triodent v3

36. Catálogo da matriz clearmetal Triodent v4

37. Pucci CR, Torres CR, Abdalla AI. Sistemas de Matriz e Cunha. Odontologia Operatória Moderna: Princípios para a prática clínica. 2020:261-88.

38. Boksman L, Carson B, Santos Jr GC. A evolução contínua do armamentário da matriz de classe II. Oral Health Journal. 2013.

39. Nguyen DP, Motyka N, Meyers E, Vandewalle KS, 59th Medical Wing San Antonio Estados Unidos. *Depth of Cure of Proximal Composite Restorations using a New Perforated Metal Matrix* (Dissertação de doutoramento, Uniformed Services University of the Health Sciences, Bethesda, Maryland 20814).

40. Catálogo do sistema de matriz seccional NITIN™

41. Deepak S. AVANÇOS RECENTES EM MATRIZES PARA RESTAURAÇÃO COMPOSTA - UMA REVISÃO. Revista Internacional de Odontologia Clínica. 2021 Oct 1;14(4).

42. Kampouropoulos D, Paximada C, Loukidis M, Kakaboura A. A influência do tipo de matriz no contacto proximal em restaurações de resina composta de Classe II. Operative Dentistry. 2010 Jul 1;35(4):454-62.

43. Catálogo do sistema de matrizes seccionais IMatrix

44. Técnicas de restauração e saliência marginal em restaurações de resina composta de Classe II por Loomans BA, Opdam NJ, Roeters FJ, Bronkhorst EM, Huysmans MC,J Dent. 2009

45. Catálogo do sistema de matriz seccional Strata-g

46. Criação de contactos proximais apertados para restaurações de compósito de resina MOD por Saber MH, El- Badrawy W, Loomans BA, Ahmed DR, Dorfer CE, El Zohairy A.,Oper Dent. 2011

47. Catálogo do sistema matricial Metafix

48. Prakki A, Cilli R, Saad JO, Rodrigues JR. Avaliação clínica dos contactos proximais de restaurações diretas estéticas de Classe II. Quintessence Int. 2004 Nov-Dez;35(10):785-9. PMID: 15553286.

49. Catálogo do sistema de matriz seccional mais retentor 3M ESPE

50. Catálogo de matrizes seccionais Wagotrix

51. Wirsching E, Loomans BA, Klaiber B, Dorfer CE. Influência dos sistemas de matrizes na tensão de contacto proximal de restaurações de compósito posteriores de 2 e 3 superfícies in vivo. J Dent. 2011 May;39(5):386-90. doi: 10.1016/j.jdent.2011.03.001. Epub 2011 Mar 21.

52. Catálogo do sistema de matriz seccionada Premier X5

53. Dias WR, Reis AF. Novas técnicas e ferramentas para restaurações de Classe II "back-to-back": Um caso clínico com Palodent® Plus e SDR®.